Schnell Abnehmen ohne Diät

dank hypnotischem Magenband

Dauerhaft abnehmen mit dem bewährten
Einschlaf-Hypnose-Programm für ein
schnelles Erreichen deines Idealgewichts

MEGAN LINSEY

1. Auflage
Copyright 2024 – Megan Linsey
Alle Rechte vorbehalten.
Das Werk darf - auch teilweise - nur mit Genehmigung
des Verlags vervielfältigt werden.

ISBN: 978-3-98935-577-4
Lucid Page Media (ein Imprint der Orbita Media GmbH)
Ericusspitze 4
20457 Hamburg
Deutschland
kontakt@lucidpagemedia.de

ZUSAMMENFASSUNG

Schlank und fit zu sein hat nichts mit Essgewohnheiten zu tun, sondern mit mentalen Gewohnheiten. Alle Erfahrungen, die du im Leben gemacht hast, haben zu "emotionalen Blockaden" und Glaubenssätzen geführt, die Tag für Tag deine Persönlichkeit und deine Fitness beeinflusst haben.

Die einzigen Hindernisse, die zwischen dir und deinem Wunschkörper stehen, sind die Glaubenssätze und emotionalen Beschwerden, die du im Laufe der Jahre angesammelt hast. Das ist der Grund, warum Diäten oft nicht funktionieren.

Wenn du den emotionalen Kummer in deinem Unterbewusstsein nicht loswirst, wird jede noch so drastische Diät wenig bringen. Du kannst vielleicht ein paar Kilos abnehmen, aber du nimmst sie gleich wieder zu; du nimmst sie wieder ab und dann wieder zu, und der Jo-Jo-Effekt geht immer weiter.

Um den Körper zu bekommen, den du dir wünschst, musst du die "mentalen Programme" beseitigen, die dich dazu gebracht haben, überschüssiges Fett anzusammeln.

In diesem Buch zeige ich dir, wie du diese sabotierenden Programme erkennst und neutralisierst, wie du Heißhungerattacken überwinden kannst und wie du mit deinem Unterbewusstsein in einen "Dialog" treten kannst, um den Körper zu bekommen, den du dir immer gewünscht hast.

Alles, was du tun musst, ist, die einfachen Übungen, die ich vorschlage, in die Praxis umzusetzen.

Diese Übungen werden dich mit ihrer Effektivität und den Veränderungen überraschen, die sie bei dir und deiner Fitness bewirken werden.

Wenn du die Nase voll hast von Diäten, Verzicht und den Blicken der Verkäuferinnen und Verkäufer, wenn du in Geschäfte gehst, dann ist dieses Buch genau das Richtige für dich.

Das Geheimnis, wie du den Körper bekommst, den du dir wünschst, liegt in dir selbst verborgen.

Dank dieses praktischen Handbuchs kannst du schnell die Kontrolle über dein Gewicht übernehmen.

Um für immer "schlank und glücklich" zu sein, musst du das Unterbewusstsein um Hilfe bitten, denn nur es weiß, wie es geht!

Es ist nicht die Menge des Essens, die dich dick macht, sondern die emotionalen Belastungen.

Die zusätzlichen Kilos sind direkt proportional zu den Traumata, Sorgen und Enttäuschungen, die du erlebt hast und die du heimlich in deinem Unterbewusstsein speicherst. Kurz gesagt, je mehr bittere Pillen du schluckst, desto mehr Pfunde nimmst du zu.

Schmerzhafte Erfahrungen, vor allem ungelöste und unverarbeitete, werden in unserem unbewussten Gedächtnis gespeichert und zu mentalen Programmen.

Sie zwingen uns dazu, automatische Verhaltensweisen umzusetzen und Entscheidungen zu treffen, die oft dem zuwiderlaufen, was wir eigentlich erreichen wollen.

In den folgenden Kapiteln werde ich einige der emotionalen Ursachen aufzeigen, die zu Übergewicht führen können. Du wirst erkennen, dass Fett in den meisten Fällen nur ein Verteidigungsinstrument ist: ein Schutzschild, das dein Unterbewusstsein geschaffen hat, um dich daran zu hindern, schmerzhafte Momente aus der Vergangenheit zu erleben.

Auf einer unbewussten Ebene ist das Verstecken in einem dicken Körper der sicherste Weg, um sich vor Gefahren und Aggressionen zu schützen, um zu vermeiden, dass man die Verantwortung für seine Handlungen übernimmt und um nicht gezwungen zu sein, schwierige Entscheidungen zu treffen.

Unser kindliches Ego versucht, uns vor unangenehmen Erfahrungen zu schützen, und greift dazu oft auf Übergewicht zurück.

Wenn du als Kind ausgelacht, gedemütigt oder schikaniert wurdest, wird dein kindliches "Ich" mit ziemlicher Sicherheit versuchen, dich in einem dicken Körper zu verstecken. Indem du dich unsichtbar machst, versuchst du zu verhindern, dass du erneut Gefahr läufst, unter den Urteilen und Kommentaren anderer zu leiden.

Um die Fitness zu bekommen, die du dir wünschst, musst du alle emotionalen Belastungen loswerden, die du mit dir herumträgst, traumatische Erfahrungen loslassen und anfangen, mehr Freude und Spaß in dein Leben zu bringen.

Teil eins
Warum wir dick werden

MENSCHEN WERDEN NICHT FETT GEBOREN, DU WIRST DU FETT!

Wie kommt es, dass manche Menschen dünn sind, obwohl sie viel und oft nicht "gesund" essen, während du nicht abnehmen kannst, obwohl du auf die Menge und Qualität der Lebensmittel achtest, die du wählst?

Die Antwort auf diese Frage liegt in deinem Inneren, gut behütet in deinem Unterbewusstsein.

Die schmerzhaften Erfahrungen, die du gemacht hast, haben deinen Verstand darauf programmiert, Fett anzusammeln; mit dem einzigen Zweck, dich zu schützen und zu verhindern, dass du wieder unangenehme und traumatische Momente erlebst.

Menschen werden nicht fett geboren. Du wirst dick, weil du emotional belastet bist, d.h. wegen all der ungelösten Sorgen und Konflikte, die sich im Laufe der Zeit angesammelt haben.

Je größer das Trauma ist, das du erlebt hast, desto mehr Fett trägst du mit dir herum; je schwerer das emotionale Gewicht, das du trägst, desto mehr Kilos nimmst du zu.

Immer wenn du eine traumatische Erfahrung machst, wenn dir Unrecht getan wird oder du zurückgewiesen oder gedemütigt wirst, sammelst du emotionale Felsbrocken in dir an, die zuerst deinen Geist und dann deinen Körper belasten. Die einzige Möglichkeit, sich von überflüssigen Kilos zu verabschieden, ist, sich von emotionalen Belastungen zu verabschieden, die dein Leben und deine Fitness beeinträchtigen.

Ich werde dich lehren, diese "Gewichte" loszulassen. Ich helfe dir, die mentalen Konditionierungen und Gewohnheiten loszuwerden, die dich dick gemacht haben und dich immer noch am Abnehmen hindern.

Es ist an der Zeit, endlich den Körper zu haben, den du willst: einen schlanken Körper, einen Körper, zu dem man aufschauen kann, einen Körper, den man mit Stolz vorzeigen kann. Der Körper, den du dir wünschst, ist bereits in dir, er muss nur noch aus dem Fett herausgeholt werden, das ihn bedeckt. So wie Michelangelo die Skulptur, die er schaffen wollte, bereits im Inneren des rauen Steins sehen konnte, kannst auch du einen Blick auf deinen wahren Körper erhaschen: den Körper, den du bald im Spiegel sehen wirst.

Um den Überkörper loszuwerden und eine perfekte Körperform zu bekommen, musst du herausfinden, welche Konditionierung und welche vergangenen Traumata zur Ansammlung von Fett geführt haben. Erst wenn du sie erkannt hast, kannst du sie auflösen und loslassen. Im zweiten Teil des Buches zeige ich dir, wie du das machen kannst. Wir werden einige einfache Techniken der Gedankenprogrammierung anwenden, die die Macht haben, dein Unterbewusstsein zu stimulieren und es dazu zu bringen, die von dir gewünschte Veränderung vorzunehmen. Zuerst musst du jedoch verstehen, wie das Unterbewusstsein funktioniert und warum es Fett als Schutzschild benutzt.

BEVOR DU ÄUßERLICH FETT BIST, BIST DU INNERLICH FETT

Überschüssiges Fett ist nur ein "Symptom", die äußere Manifestation eines inneren Unbehagens: ein Leiden, ein Trauma, etwas, das nicht aufgelöst oder sogar akzeptiert wurde. Das kann Missbrauch, Gewalt, Bestrafung oder Demütigung gewesen sein. Etwas, das dir das Gefühl gibt, dass du in Gefahr bist, dass du dich unsicher, unzulänglich und nicht akzeptiert fühlst. Dabei handelt es sich in der Regel um ein Ereignis aus der Kindheit, das sich im Erwachsenenalter nach einem auslösenden Ereignis manifestiert, das als "Aktivator" bezeichnet wird.

Manchmal tritt das traumatische Ereignis erst im Erwachsenenalter auf, aber es macht sich immer an unserem Selbstwertgefühl fest, an der Vorstellung, die wir von uns selbst hatten, als wir Kinder waren.

Das überschüssige Fett ist nicht ohne Grund da!

Sie kann dazu da sein, dich zu beschützen, dich zu verstecken oder, im Gegenteil, dich sichtbar zu machen, dir Gehör zu verschaffen, dich zu einer "Last" in der Gesellschaft, im Büro oder in der Familie zu machen.

Achte auf dieses sehr wichtige Konzept: "<u>Bevor du äußerlich dick bist, bist du innerlich dick</u>".

Was genau bedeutet es, "innerlich fett" zu sein?

Wann immer wir ein Trauma erleiden oder ein unangenehmes Ereignis erleben, baut unser Verstand eine Art innere Barriere auf, eine emotionale "Schutzmauer".

Im Laufe der Zeit und mit der Anhäufung von Sorgen wird diese Barriere auch von außen aufgebaut, was zu Übergewicht führt.

<u>Du bist</u> also <u>nicht dick, weil du viel isst, sondern im Gegenteil, du isst viel, weil du dick bist: Du bist innerlich dick.</u>

Fett ist nur ein Abwehrmechanismus, mit dem unser Unterbewusstsein uns davor bewahren will, erneut eine Erfahrung zu machen, die zu schmerzhaft für uns sein könnte.

Wenn wir in der Vergangenheit großes Leid erfahren haben, "befiehlt" unser Unterbewusstsein dem Körper, Fett zu speichern, um uns vor weiterem Leid in der Zukunft zu schützen.

Ich werde dieses Konzept in Kürze näher erläutern, wenn ich beispielhaft einige der Faktoren aufzeige, die bei Menschen, die sich für die Hypnose-Sitzungen entschieden haben zum Auftreten von Übergewicht geführt haben.

Zu den häufigsten Ursachen zählte ich vor allem: sexueller Missbrauch und Belästigung, vor allem, wenn man sie in jungen Jahren erlitten hat; das Gefühl, zerbrechlich und unsicher zu sein; das Gefühl, in der Gesellschaft nicht das richtige "Gewicht" zu haben; das Gefühl, "unsichtbar" zu sein;

das Gefühl, keinen eigenen "Raum" zu haben und die Angst, den Partner zu betrügen.

Bevor wir jede dieser Ursachen im Detail analysieren, müssen wir eine kleine, aber wichtige Voraussetzung schaffen. Wenn du wirklich verstehen willst, wie dein Unterbewusstsein "denkt", musst du anfangen, das Unbewusste als Kind zu betrachten: dein kindliches "Ich", der Teil von dir, der nie erwachsen wurde. Deshalb mag dir die Strategie, die das Unbewusste anwendet, um dich zu schützen, seltsam vorkommen.

EMOTIONALE GEWICHTE

Nachdem du nun verstanden hast, dass überschüssiges Fett nur ein Abwehrmechanismus ist und dass der Grund, warum du nicht abnehmen kannst, das Vorhandensein von emotionalen Belastungen ist, können wir uns gemeinsam einige der häufigsten emotionalen Belastungen ansehen, d.h. die häufigsten Ursachen, die zu Übergewicht führen können. Die emotionalen Beschwerden, die einen dazu bringen, Gewicht anzusammeln, können zahllos sein. Genauso zahllos und unterschiedlich sind die Traumata und schmerzhaften Erfahrungen eines jeden Menschen.

Die Ursachen, die ich in diesem Buch untersuchen möchte, sind daher als "Makrobereiche" zu betrachten, als Makrokategorien, die alle anderen subjektiven Ursachen umfassen, die in diesem Handbuch nicht behandelt werden.

Sexuelle Belästigung und Missbrauch

Sexueller Missbrauch und Belästigung sind die häufigsten Ursachen für Übergewicht. Alle, die als Kinder sexuell missbraucht und/oder belästigt wurden, nicht nur körperlich, sondern auch psychisch, neigen dazu, ihren Körper mit Fett zu bedecken, um sich zu verstecken und nicht gesehen zu werden.

Da sie durch den "Panzer", den das überschüssige Fett bildet, geschützt sind, kann sie niemand sehen und niemand findet sie attraktiv.

Auf diese Weise sind sie nicht mehr in Gefahr, belästigt zu werden.

Die meisten Menschen, die ich kennengelernt habe und die durch Hypnosynthese abgenommen haben, konnten aufgrund des sexuellen Missbrauchs, den sie als Kinder erfahren haben, nicht abnehmen.

Sexuelle Belästigung, vor allem wenn sie nicht aufgearbeitet wird, löst bei den Opfern ein tiefes Gefühl der Scham und Demütigung aus. Opfer von sexueller Belästigung tragen selten enge Kleidung, versuchen immer, nicht aufzufallen und sich vor den Blicken anderer zu verstecken.

Übergewicht ist das perfekte Versteck, die effektivste Strategie, um nicht als attraktiv zu gelten.

Ein dicker Körper verhindert, dass sexuelle Triebe und Kommentare bei anderen geweckt werden, und sorgt dafür, dass man jede soziale Beziehung in Ruhe leben kann, ohne ständig das Gefühl zu haben, "in Gefahr" zu sein.

Psychologische sexuelle Belästigung führt auch dazu, dass sich die Opfer in ihrem Körper verstecken. Kommentare, Anspielungen, Wertschätzungen und Urteile sexueller Natur über bestimmte Körperteile können den Wunsch auslösen, diese Teile zu verstecken, um keine weiteren Blicke, Kritik und Komplimente ertragen zu müssen.

Sexueller Missbrauch und sexuelle Belästigung lösen sehr starke emotionale Reaktionen aus, selbst wenn sie im

Erwachsenenalter oder in der Jugend geschehen. Die Schwierigkeit, "auf bewusster Ebene" den Schmerz und die Scham über das Erlittene zu akzeptieren, veranlasst das Unterbewusstsein dazu, Übergewicht als die einzig mögliche Lösung für das emotionale Leiden zu betrachten, das man erlebt.

Verunsicherung

Unsicherheit ist eine weitere häufige Ursache für Übergewicht.

Diejenigen, die sich unsicher fühlen, haben Angst vor dem Urteil anderer, davor, nicht zu genügen, ausgelacht und weggestoßen zu werden.

Um seine Schwäche und Gebrechlichkeit nicht zu zeigen, überzieht er seinen Körper mit einer "fetten Hülle", in der Illusion, größer und stärker auszusehen, berücksichtigt zu werden und ein gewisses "soziales Gewicht" zu erlangen. Die Gewichtszunahme ist für das Ich-Kind der einfachste Weg, um Leid und Demütigung zu vermeiden. Demütigung ist eine der Ursachen für Gewichtszunahme.

Demütigung ist eine der existenziellen Wunden, die wir alle als Kinder erleben, zusammen mit Verlassenheit, Ablehnung, Verrat und Ungerechtigkeit.

Sie tritt in einem frühen Alter auf, meist zu einem Zeitpunkt, an dem Kinder die Kontrolle über ihren Schließmuskel erlangen.

Ständige Kritik und Tadel wegen mangelnder Kontrolle bei der Äußerung physiologischer Bedürfnisse, wegen der Art und Weise, wie man Dinge tut, und wegen der Merkmale des heranwachsenden Körpers erzeugen bei Kindern Gefühle von Scham und Nicht-Akzeptanz.

Scham ist nämlich das Gefühl, das dem Wunsch zugrunde liegt, sich in einem übergewichtigen Körper zu verstecken. Um nicht von anderen abgelehnt oder ausgelacht zu werden, versteckt sich unser "Kinder-Ich" hinter einer "dicken Schale", die es vor möglichem Leid und jeder Form von emotionaler Abwertung schützt.

Um Selbstliebe und das Gefühl der Selbstwirksamkeit zu erwecken, ist es notwendig, alle vergangenen Ereignisse aufzuarbeiten und loszulassen, die zu Gefühlen der Scham und Unzulänglichkeit geführt haben.

Selbstakzeptanz ist in der Tat *die Grundvoraussetzung* für einen schlanken und fitten Körper, denn der Wunsch, sich zu zeigen, hängt vom Selbstwertgefühl und der Fähigkeit ab, sich als liebenswert zu erkennen.

Sich unsichtbar fühlen

Sich in den Augen anderer unsichtbar zu fühlen, kann auch dazu führen, dass du zunimmst.

Das Bedürfnis, "gesehen zu werden", ist eines der Grundbedürfnisse jedes Menschen, denn es hat mit dem Recht auf Existenz zu tun.

Unser "Ich" fühlt, dass es existiert, wenn es von anderen gesehen und anerkannt wird.

Deshalb empfinden Jugendliche so viel sozialen Druck in sozialen Netzwerken: Je mehr "Likes" sie erhalten, desto höher wird ihr soziales Ansehen eingeschätzt.

Wer als Kind nicht das Gefühl hatte, die richtige Aufmerksamkeit zu bekommen, wird alles tun, um wahrgenommen zu werden.

Sie werden auch unbewusst bereit sein, Gewicht zuzulegen, um "sichtbar" zu werden, besonders in den Augen der Menschen, die ihnen wichtig sind. Viele Frauen nehmen zum Beispiel nach der Heirat zu, weil ihr Partner sie nicht beachtet, jeden intimen Kontakt scheut und emotional und körperlich abwesend ist.

Der tiefe Wunsch, "gesehen" zu werden, veranlasst sie dazu, in einem unbewussten Versuch, das Interesse und die Aufmerksamkeit ihrer geliebten Person zu wecken, zuzunehmen.

Das Bedürfnis, beruflich anerkannt zu werden, kann ebenso zu Übergewicht führen wie das Bedürfnis, Stärke zu zeigen und den eigenen Raum zu verteidigen.

Diejenigen, die gezwungen sind, in einem feindlichen Umfeld zu arbeiten, in dem Mobbing und Arroganz herrschen, haben das Gefühl, dass sie einen größeren Körper brauchen, um Respekt und Aufmerksamkeit zu bekommen. Ein großer, imposanter Körper wirkt ehrfurchtgebietend, zügelt respektloses Verhalten und weckt Bewunderung.

Sich "groß" zu machen, um einen Gegner abzuschrecken oder sein Territorium zu schützen, ist ein natürlicher Verteidigungsmechanismus, den es auch bei einigen Tierarten gibt.

Menschen haben jedoch nicht die Fähigkeit, sich nach Belieben aufzublasen und zu entleeren, wie es einige Tiere tun. Sie können nur größer werden, indem sie ihren Körper ausdehnen, und dazu müssen sie Fett ansammeln.

<u>Das Gefühl von Platzmangel</u>

Genügend persönlichen Freiraum zu haben, ist extrem wichtig für unser emotionales Gleichgewicht. Dadurch fühlen wir uns frei, sicher und haben die Kontrolle. Wenn dieser Raum durch familiäre Verpflichtungen, eine überfüllte Wohnung oder ein übermäßiges Arbeitsumfeld oder durch übermäßige Verfügbarkeit für andere beeinträchtigt wird, gibt es die ersten Alarmsignale.

Wenn diese Signale ignoriert werden, werden sie zum Vorspiel für starke Angst- und Stresszustände.

Wissenschaftliche Studien haben gezeigt, dass es die Amygdala ist, die die Grenzen des persönlichen Raums abgrenzt.

Die Amygdala ist der älteste Teil unseres Gehirns. Es ist verantwortlich für das Erkennen von Gefahren und die

Aktivierung der automatischen Überlebensreaktionen: kämpfen, fliehen oder stillstehen.

Gerade wegen der Amygdala fühlen wir uns unwohl, wenn uns eine unbekannte Person zu nahe kommt oder wenn wir gezwungen sind, uns in einem geschlossenen Raum mit vielen Menschen aufzuhalten, wie zum Beispiel in einem Aufzug.

Wenn unser persönlicher Freiraum durch überlange Arbeitszeiten, die Bedürfnisse unserer Kinder, die Verpflichtungen unseres Partners oder durch die Verantwortung, die wir gegenüber wichtigen Menschen wie unseren Eltern übernommen haben, eingeschränkt wird, fühlen wir uns bedroht. Wir haben sofort das Bedürfnis, wegzulaufen oder zu rebellieren.

Was passiert aber, wenn es nicht möglich ist, die Verpflichtungen aufzugeben, die uns all unsere Zeit und Energie rauben? Unser "Kinder-Ich" versucht, den Platz im Körper zurückzuerobern und macht ihn dick.

Das passiert oft mit Frauen, die sich in ihrem Leben "gefangen" fühlen, gefangen in einer Beziehung, in der ihre Wünsche und Bedürfnisse nicht berücksichtigt werden. Sie haben das Gefühl, dass sie nicht genug Platz haben, um ihre Bedürfnisse zu befriedigen und ihre Leidenschaften zu pflegen.

Sich mit dem Körper auszudehnen, wird für sie zur einzigen Möglichkeit, in ihrem Leben "Platz zu schaffen" und Abstand von allem zu halten, was Stress und Spannungen erzeugt.

Angst, deinen Partner zu betrügen

In den Hypnosynthese-Sitzungen stellte sich sehr oft heraus, dass die Schwierigkeiten beim Abnehmen mit der Angst zusammenhingen, den Partner zu betrügen.

Wer Angst hat, Annäherungsversuchen oder anderen Formen sexueller Provokation nicht widerstehen zu können, wird alles tun, um nicht aufzufallen und seinen Körper unattraktiv zu machen.

Das ist der Fall bei denjenigen, die Fett benutzen, um ihre Schönheit und Sinnlichkeit zu verbergen, um nicht Gefahr zu laufen, eine Beziehung zu ruinieren, in der sie sich wohlfühlen, oder um ein ohnehin schon prekäres Familiengleichgewicht nicht zu gefährden. Übergewicht wird zur Abschreckung für Untreue, ein sicherer Weg, um die Möglichkeit zu verringern, sexuelles Interesse bei anderen zu wecken.

Fett wird als eine Art "Decke" gesehen, die die eigene Schönheit vor anderen verbirgt.

Sie ist eine Art Schutzpanzer, eine Maske, die dich davon abhält, der Welt deine Sinnlichkeit zu zeigen.

DIE URSACHEN VON ÜBERGEWICHT

Die Ursachen, die dazu geführt haben, dass du dein Gewicht angehäuft hast, können vielfältig sein und müssen identifiziert und beseitigt werden, um den Abnehmprozess zu starten.

Um herauszufinden, was die tiefsitzenden Gründe sind, die dich davon abgehalten haben, deine gewünschte Fitness zu erreichen, lade ich dich ein, vier einfache Fragen zu beantworten.

Unterschätze die Bedeutung dieser Übung nicht.

Die Antworten, die du gibst, werden dir helfen zu verstehen, warum du bis jetzt übergewichtig warst.

Dein "Baby-Ich" hat deinen Körper nicht ohne Grund dazu gebracht, Fett anzusammeln. Jetzt ist es an der Zeit, herauszufinden, was es ist.

Frag dich: "Wofür brauche ich die Kilos, die ich bisher angesammelt habe?" "Wofür brauche ich dieses Fett?" "Was sind die Vorteile von Übergewicht?" "Wovor schützt/versteckt es das überschüssige Fett?"

Beantworte jede Frage umgehend und wahrheitsgemäß.

Schreibe alles auf, was du denkst und fühlst; tauche tief in dich ein.

Suche dir einen ruhigen Ort, schalte den Klingelton des Telefons aus und beantworte jede Frage, indem du versuchst, so viele Gründe wie möglich zu finden.

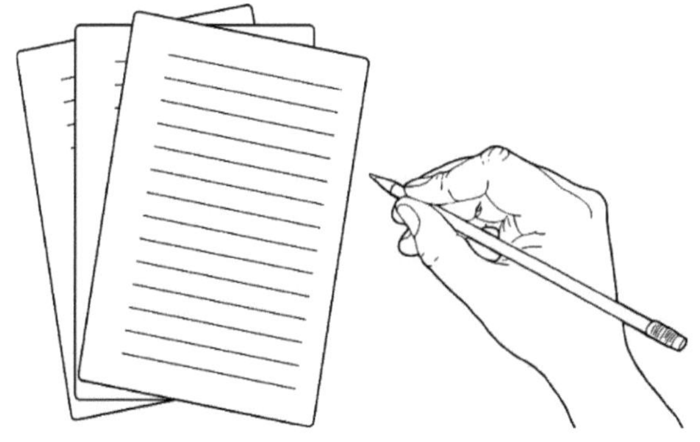

Frage 1

Wozu brauche ich diese zusätzlichen Kilos, die ich mit mir herumtrage?

____

____

____

____

____

____

____

____

____

Frage 2

Wozu brauche ich das ganze überschüssige Fett?"

Frage 3

Was sind die Vorteile von Übergewicht?

____

____

____

____

____

____

____

____

____

____

Frage 4

Wovor schützt/versteckt sie das überschüssige Fett?

Teil zwei

Abnehmen mit Hypnose:
Die drei Strategien

DU ÜBERNIMMST DIE KONTROLLE

Hier sind wir beim zweiten Teil dieses unschätzbaren Handbuchs, das dich Tag für Tag dabei unterstützt, dein Gewicht und deine Fitness in den Griff zu bekommen.

Die Strategien, die ich dir vorschlagen möchte, sind einige der Strategien für das Selbstcoaching, die ich im Kurs "Schlank und glücklich" lehre. Du lernst, wie du alle Blockaden, Traumata und Konditionierungen auflöst, die dich bisher daran gehindert haben, Gewicht zu verlieren und so auszusehen, wie du es möchtest. Du wirst einen Prozess tiefgreifender Veränderungen in Gang setzen, der dich in kurzer Zeit zu deinem Ziel führt.

Um emotionale Blockaden aufzuspüren, bringe ich dir bei, wie du mit deinem Unterbewusstsein "dialogisierst" und es darauf "programmierst", abzunehmen und glücklich zu sein.

Die Technik des "Dialogs mit dem Unbewussten" ermöglicht es dir auch, herauszufinden, welche Lebensmittel du weglassen und welche du reduzieren solltest, um dich richtig und gesund zu ernähren.

Du wirst lernen, deine sabotierenden Gewohnheiten und Verhaltensweisen zu erkennen.

Du wirst entdecken, wie du sie beseitigen und durch ermächtigende und bereichernde Handlungen ersetzen kannst.

Die Zeit ist gekommen, die Kontrolle über deinen Körper und deine Fitness zu übernehmen.

Mache alle Übungen mit Engagement und Kontinuität. Versuche, so viele Glaubenssätze wie möglich zu beseitigen und so viele schmerzhafte Episoden wie möglich aufzulösen. Nur dann kannst du deine Transformation beginnen.

Klopfen, auch bekannt als "Technik der emotionalen Freiheit", ist inspiriert von der Gedankenfeldtherapie des Psychotherapeuten Roger Callahan. Sie besteht aus der Stimulation bestimmter Akupunkturpunkte, die auf den Energiemeridianen unseres Körpers liegen, den eigentlichen Kreisläufen, in denen unsere Lebensenergie fließt.

Oft führen unangenehme Situationen im Leben zu einer Unterbrechung des Energieflusses in den Meridianen und fördern das Auftreten von Unbehagen und Ärger, den wir auf körperlicher und emotionaler Ebene erleben.

Um dieses Konzept besser zu erklären, werde ich eine Metapher verwenden.

Stell dir einen Fluss voller Müll vor. Wenn es zu viel Abfall gibt, gibt es Bereiche, die stark verstopft sind (Trauma), in denen sich Wasser ansammelt (Energieüberschuss), und andere, in denen kein Wasser ankommt (Energiemangel). Das Gleiche passiert in unseren Energiemeridianen.

Wenn wir von schmerzhaften Situationen überwältigt werden, sind wir mit einer intensiven Energieladung aus Gedanken und Gefühlen überladen.

Die Meridiane tun ihr Bestes, um die überschüssige Energie auszuspülen, aber manchmal ist die Energie so üppig, dass sie einen echten Stau verursacht.

Mit Klopfen kannst du überschüssige Energie loslassen, die Meridiane von Energiestaus befreien und dein ursprüngliches Wohlbefinden wiedererlangen.

Beim Klopfen werden bestimmte Punkte im Gesicht und am Körper mit den Fingerspitzen beklopft (Abb.1). Durch die Stimulierung dieser Punkte ist es möglich, alle überschüssigen Emotionen, die die Meridiane blockieren, "loszulassen", sodass die Lebensenergie frei im Körper fließen kann.

Beginne mit dem Klopfen vom Karate-Punkt, der sich auf der Hand befindet (Abb.2).

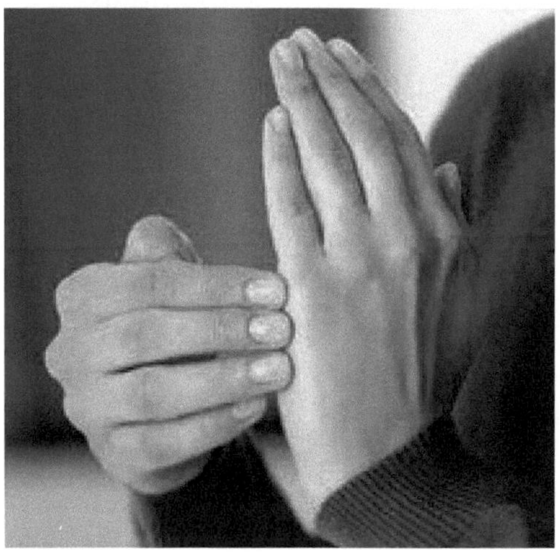

In dieser Anfangsphase ist es sinnvoll, einen kurzen Satz zu wiederholen, der den Veränderungsprozess einleitet. Ich werde den ganzen Prozess später im Detail erklären.

Der zweite Punkt, den es zu stimulieren gilt, befindet sich über dem Kopf. Du kannst diesen Punkt mit allen Fingerspitzen oder der Handfläche antippen.

Der dritte Punkt befindet sich am Anfang der Augenbrauen. Es ist ratsam, den Punkt an der linken und rechten Augenbraue gleichzeitig zu stimulieren.

Ich schlage vor, den Zeige- und den Ringfinger zu benutzen.

Auf diese Weise kannst du mit deinem Mittelfinger einen sehr wichtigen Energiepunkt massieren: das "dritte Auge".

Der vierte Punkt befindet sich an der Außenseite des Auges.

Um diesen Punkt zu stimulieren, benutzt du einfach die Fingerspitzen deines Zeige- und Mittelfingers.

Der fünfte Punkt liegt unter dem Auge, genau dort, wo der Wangenknochen beginnt. Auch hier kannst du die Fingerspitzen deines Zeige- und Mittelfingers benutzen.

Der sechste Punkt befindet sich unter der Nase, genau zwischen der Nase und der Oberlippe. Benutze immer deinen Zeige- und Mittelfinger.

Der siebte Punkt befindet sich am Kinn, genau an der konkaven Stelle, die gemeinhin als "Grübchen" bekannt ist. Auch hier musst du deinen Zeige- und Mittelfinger benutzen.

Der achte Punkt befindet sich direkt unter dem Schlüsselbein. Stimuliere die Punkte auf beiden Seiten des Körpers, indem du abwechselnd und mit allen Fingerspitzen klopfst.

Der neunte Punkt befindet sich unter dem Arm, auf der Höhe des Brustmuskels. Dieser Punkt sollte mit den Fingerspitzen aller Finger stimuliert werden.

Der zehnte und letzte Punkt liegt unter dem Brustmuskel. Die Fingerspitzen aller Finger sollten verwendet werden, um diesen Punkt zu stimulieren.

Am Ende der Klopfsequenz ist es immer hilfreich, ein oder zwei tiefe Atemzüge zu machen.

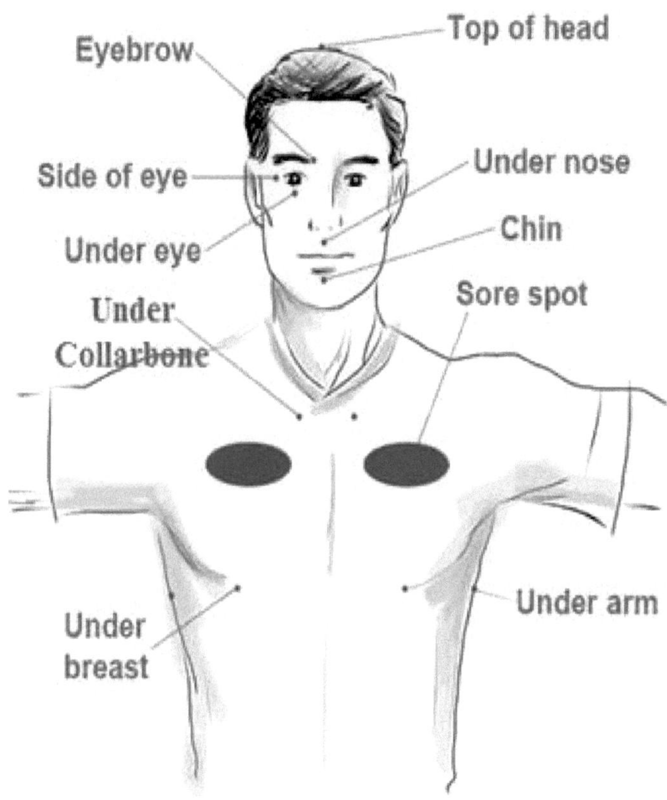

DIE ERSTE ÜBUNG

Jetzt, wo du die Klopfsequenz gelernt hast, hältst du bereits eines der effektivsten Werkzeuge in den Händen, um den Körper zu bekommen, den du willst. Bevor du jedoch mit dem Umwandlungsprozess beginnst, möchte ich, dass du eine kleine Übung durchführst.

Dies ist eine grundlegende Übung, die du bitte nicht vernachlässigen solltest.

Alle Übungen in diesem Handbuch sind nacheinander aufgebaut, damit du dein Ziel in kürzester Zeit erreichst.

Bereite dich also auf die Veränderung vor.

Suche dir einen ruhigen Ort, schalte den Klingelton des Telefons aus, nimm einen Stift und schreibe das Gewicht und die Maße auf, die du haben möchtest.

<u>Schreibe hier das Gewicht und die Maße auf, die du haben möchtest</u>

Das Gewicht, das ich erreichen möchte, ist: ....

Die Maße, die ich haben möchte, sind:

Jetzt, wo du genau dein Wunschgewicht und deine Wunschmaße ermittelt hast, kannst du dir deinen Wunschkörper "vorstellen".

Stell dir vor, du schaust in den Spiegel und siehst deinen Körper mit dem Gewicht und der Größe, die du dir wünschst.

Beobachte dein Bild genau und achte darauf, welche Gedanken dir durch den Kopf gehen. Vielleicht hörst du eine kleine Stimme in dir.

Achte darauf, was du denkst und was die Stimme sagt.

Bemerkst du Gedanken und Worte der Ermutigung, des Spottes oder des Vorwurfs?

Wie spricht deine innere Stimme zu dir?

Spricht sie in der ersten oder zweiten Person zu dir?

Verwendet er das Pronomen "ich" oder das Pronomen "du"?

Klingt es wie eine männliche oder weibliche Stimme?

Klingt es wie deines oder das von jemand anderem? Wenn es jemand anderem gehört, wem gehört es dann? Ist es jemand, den du kennst?

Schreibe alles auf, was dir während der Übung einfällt. Schreibe jeden Gedanken, jedes Wort, das die kleine Stimme spricht, auf.

Nimm dir Zeit, die Übung zu machen. Du beginnst den Prozess der Veränderung.

<u>Schreibe die Stimmen und Gedanken auf, die während der Visualisierungsübung aufgetaucht sind.</u>

War es eine weibliche Stimme?

War das eine männliche Stimme?

War das deine Stimme?

Wie war der Tonfall? -------------------------

____

Was die Stimme sagte : ----------------------------------

____

____

____

____

____

____

____

____

Was waren deine Gedanken?

ENTDECKE DEINE EINSCHRÄNKENDEN GLAUBENSSÄTZE

Nachdem du dir die Gedanken notiert hast, die während der Visualisierungsübung aufgetaucht sind, identifiziere alle einschränkenden Glaubenssätze über einen schlanken Körper und die Möglichkeit, Gewicht zu verlieren. Oft liegt der unbewusste Grund für das Festhalten an überschüssigem Fett in Glaubenssätzen, die sich aus eigenen Erfahrungen oder Erzählungen anderer entwickeln können.

Ich lade dich ein, dir für die folgende Übung so viel Zeit wie nötig zu nehmen. Du wirst erstaunt sein, welche Überzeugungen du entdeckst, die du hast.

Je mehr Glaubenssätze du identifizieren kannst, desto mehr einschränkende Blockaden kannst du beseitigen und desto schneller wirst du abnehmen können.

Suche dir einen ruhigen Ort und fange an zu schreiben. Schreibe alle Überzeugungen auf, die du über deine Fähigkeit, abzunehmen, und die Möglichkeit, einen schlanken Körper zu haben, hast.

Bitte fahre nicht mit dem nächsten Kapitel fort, ohne vorher die Übung gemacht zu haben.

Du wirst die Abfolge der Arbeit, die wir gemeinsam machen, vermissen.

Um dir dabei zu helfen, diese Übung so genau wie möglich durchzuführen, liste ich dir beispielhaft einige Sätze und Überzeugungen auf.

Begrenzende Überzeugungen über die Möglichkeit, Gewicht zu verlieren.

- Ich werde nie abnehmen können.
- Ich versuche schon seit Jahren abzunehmen, aber es ist alles vergebens.
- Wenn ich abnehme, verliere ich meinen Charme.
- Wenn ich abnehme, werde ich meinen Partner betrügen.
- Jetzt ist es zu spät für mich.
- Wenn ich abnehme, verliere ich an Kraft.
- Wenn ich abnehme, werde ich unsichtbar.
- Wenn ich abnehme, riskiere ich zu sterben.
- Wenn ich abnehme, verliere ich Muskelmasse.
- Wenn ich abnehme, bin ich in Gefahr.

Einschränkende Glaubenssätze und Überzeugungen über einen schlanken und rankeren Körper.

- Ein dünner Körper wird leicht krank.
- Dünne Menschen sind nicht glücklich.
- Dünne Menschen sind einsam.
- Wenn ich einen dünnen Körper habe, wird es für mich schwierig sein, treu zu sein.
- Dünne Menschen sind langweilig.

-        Dünne Menschen sind traurig.
-        Ein bisschen Speck ist sexy.
-        Dünne Menschen sind immer gestresst.
-        Dünne Menschen sind voller Falten.
-        Um einen schlanken Körper zu haben,
         muss ich aufhören zu essen, was ich mag.
-        Wenn ich einen schlanken Körper haben
         will, muss ich viel Sport treiben.
-        Um einen schlanken Körper zu haben,
         werde ich viele Opfer bringen müssen.

Schreibe hier deine einschränkenden Glaubenssätze und Überzeugungen über das Abnehmen auf.

Schreibe hier deine einschränkenden Glaubenssätze und Überzeugungen über einen schlanken Körper auf.

ÜBUNG EINSCHRÄNKENDE GLAUBENSSÄTZE MIT TAPPING

Es ist an der Zeit, dich von den Glaubenssätzen und einschränkenden Überzeugungen zu verabschieden, die du in der vorherigen Übung identifiziert hast. Wähle eine der Überzeugungen, die sich herauskristallisiert haben.

Beginne mit der, die für dich am ehesten zutrifft, z.B. "Dünne Menschen sind traurig". Frage dich: "Wie wahr ist dieser Glaube für mich"? Gib ihm einen Wert auf einer Skala von 1-10.

Beginne nun, den Karatepunkt mit deinen Fingerspitzen zu stimulieren und sage: "Auch wenn ich diese Überzeugung habe, kann sich all das ändern und es ändert sich jetzt, während ich es beobachte ".

Stimuliere den Karatepunkt etwa zehn Sekunden lang und wiederhole dann, während du weiter klopfst, den Satz: "Auch wenn ich diese Überzeugung habe, kann sich das alles ändern und es ändert sich jetzt, während ich es beobachte".

Tippe noch einmal auf den Karatepunkt und wiederhole den Satz zum dritten Mal: "Auch wenn ich diese Überzeugung habe, kann sich das alles ändern und ändert sich jetzt, während ich es beobachte". Warum ist es so wichtig, den Satz dreimal zu wiederholen? Und warum ist es wichtig, den Karatepunkt so lange zu stimulieren? Der Grund dafür ist einfach.

Um die gewünschte Veränderung herbeizuführen, muss die so genannte "energetische Inversion" neutralisiert werden. Dies ist ein Versuch der Selbstsabotage, den das Unbewusste nutzt, um den unerwünschten Zustand oder das unerwünschte Verhalten aufrechtzuerhalten.

Nachdem du den Karatepunkt ausreichend stimuliert hast, beginne damit, den Punkt über dem Kopf zu klopfen. Mach das mindestens zehn Sekunden lang.

Nun klopfst du wieder zehn Sekunden lang auf die Punkte an den Augenbrauen. Als Nächstes tippst du auf die Spitze an der Außenseite des Auges. Während du die Stelle beklopfst, wiederholst du den folgenden Satz: "Ich lasse jede emotionale Bindung an diesen Glauben und seine Bedeutung für mich los".

Klopfe nun zehn Sekunden lang auf die Stelle unter dem Auge, unter der Nase und am Kinn.

Stimuliere nun abwechselnd die Punkte unter den Schlüsselbeinen. Während du das tust, wiederholst du den folgenden Satz: "Ich lasse die Energie in diesem Schrank frei".

Zum Schluss klopfst du den Punkt unter dem Arm und den Punkt unter dem Brustbein. Schließe die Sequenz mit einem tiefen Atemzug ab.

Achte auf Anzeichen dafür, dass die "blockierte" Energie freigesetzt wurde.

Ich möchte auch, dass du dir überlegst, was sich in deiner Wahrnehmung des Wahrheitsgehalts deines Glaubens verändert hat. Für wie wahr hältst du sie, jetzt, wo du die Klopfsequenz abgeschlossen hast? Wenn du die Übung gut gemacht hast, wird der Glaubenswert zwischen 0 und 2 liegen.

Wenn die Punktzahl immer noch hoch ist, wiederholst du die gesamte Klopfsequenz, wobei du immer mit dem Karatepunkt beginnst.

Ich möchte, dass du in den nächsten Tagen übst, alle Überzeugungen, die du auf dem Papier notiert hast, zu zerstören. Beginne damit, die Überzeugungen, die du für am wahrsten hältst, der Reihe nach zu neutralisieren.

Gib jedem Glauben einen Wert von 1 bis 10 und führe dann die Tapping-Sequenz durch. Am Ende der Sequenz bewertest du erneut die Glaubwürdigkeit des Glaubens.

Wenn der Wert zwischen 0 und 2 liegt, schließe einen neuen Glauben aus; andernfalls wiederhole die Tapping-Sequenz, bis der Glaubwürdigkeitswert auf 0 oder 1 gefallen ist.

Jetzt, wo du die einschränkenden Glaubenssätze, aufgelöst hast, möchte ich dir zeigen, wie du mit Klopfen Heißhungerattacken überwinden kannst.

Bitte nimm dir einen Stift und Papier und schreibe alle Lebensmittel auf, denen du nicht widerstehen kannst. Schreibe sie der Reihe nach auf und notiere neben jedem Lebensmittel, wie groß dein Verlangen ist, es zu probieren. Gib dem Wunsch einen Wert von 1 bis 10.

Wenn du alle Lebensmittel aufgelistet hast, die du magst, und die Intensität deines Verlangens nach jedem Lebensmittel, wähle eines aus und beginne mit dem Klopfen.

Während du auf den Karate-Punkt klopfst, sagst du folgenden Satz: "Auch wenn ich ein unkontrollierbares Verlangen habe, dieses Lebensmittel zu essen, kann sich das alles ändern, und es ändert sich jetzt, da ich es beobachte".

Wiederhole die Phrase dreimal und stimuliere dabei immer den Karate-Punkt und dann die anderen Punkte in der Sequenz. Klopfe dann auf den Oberkopf, die Augenbrauen, die Außenseite des Auges, unter dem Auge, unter der Nase und auf das Kinn.

Wenn du die Punkte unter den Schlüsselbeinen stimulierst, sagst du: "Ich lasse jede emotionale Bindung an dieses Essen und an das, was es für mich darstellt", und fährst mit der Stimulation der nächsten Punkte fort.

Wenn du die Klopfsequenz beendet hast, überprüfe noch einmal dein Verlangen nach diesem Lebensmittel. Denke daran, immer eine Skala von 0 bis 10 zu verwenden. Wenn das Verlangen hoch ist, wiederholst du die Sequenz; wenn es niedrig ist und zwischen 0 und 2 liegt, kannst du das Klopfen für ein anderes Lebensmittel verwenden.

Klopfen ist ein sehr mächtiges Werkzeug. Sie kann jederzeit eingesetzt werden und ist nützlich, um jedes Problem zu lösen. Die Auswirkungen auf die Gewichtsabnahme und die Bekämpfung des nervösen Hungers sind immer wieder erstaunlich.

Wenn du von nun an den unkontrollierbaren Drang verspürst, etwas zu essen, wende das Klopfen an. Du wirst sehen, dass die Heißhungerattacke innerhalb weniger Minuten verschwinden wird.

DIE ZWEITE STRATEGIE: ENERGIE-SÄTZE

Es ist an der Zeit, dir eine weitere sehr effektive Technik vorzustellen, die die energetische Kraft der Worte nutzt, um Traumata und einschränkende Überzeugungen aufzulösen.

Jedes Wort, das wir sprechen, hat seine eigene Energiefrequenz, die die Art und Weise, wie wir denken und handeln, beeinflussen kann.

Die Quantenphysik hat uns Einblicke in die Ursache-Wirkung-Beziehung zwischen Gedanken und Realität gegeben, in die aktive Rolle des Beobachters und in die Macht, das zu verwirklichen, worauf wir unsere Aufmerksamkeit richten.

Genau wie Gedanken haben auch Worte die Macht, die Realität zu erschaffen, unsere Stimmung zu verändern und unsere Überzeugungen und Handlungen zu beeinflussen.

Der Wissenschaftler Masaru Emoto hat gezeigt, wie die Schwingungsenergie von Worten die Struktur von Wassermolekülen verändern kann.

Aus den zahlreichen Fotos, die der Wissenschaftler gemacht und veröffentlicht hat, geht hervor, dass süße und liebevolle Worte schöne und harmonische Kristalle hervorbringen können, während harte und verächtliche Worte formlose und hässliche Kristalle hervorbringen können.

Da unser Körper hauptsächlich aus Wasser besteht, kannst du dir vorstellen, wie sehr die Worte, die wir hören, unser inneres Wohlbefinden beeinflussen und verändern können.

Gleich zeige ich dir, wie du die Macht der Worte nutzen kannst, um alle einschränkenden Erinnerungen und Glaubenssätze aufzulösen und loszulassen, die dich daran hindern, die Fitness zu haben, die du dir wünschst.

Aber bevor du mit diesem sehr wichtigen Prozess der Dekonstruktion von Glaubenssätzen beginnst, möchte ich dich bitten, eine kleine Übung zu machen.

- Richte deine Aufmerksamkeit für ein paar Sekunden auf deinen Atem. Achte darauf, ob es irgendwelche Hindernisse gibt, die deine Atemfunktion einschränken oder blockieren. Das können Beschwerden im Hals, in der Brust oder in der Nase sein.
- Gib den Grad der Intensität des Hindernisses auf einer Skala von 1 bis 10 an.
- Nachdem du die Intensität des Unbehagens wahrgenommen hast, sprich folgenden Satz laut aus: "Ich nehme all meine Energie zurück, die mit dem verbunden ist, was meine Atmung einschränkt, und bringe sie wieder an den richtigen Platz in mir selbst".
- Warte ein oder zwei Minuten, damit der Satz Zeit hat, seine Wirkung zu entfalten.
- Sprich nun diesen anderen Satz: "Ich entferne alle Energie, die nicht zu mir gehört, die mit dem verbunden ist, was meinen Atem einschränkt, aus all meinen Zellen,

aus meinem ganzen Körper und aus meinem persönlichen Raum, und ich schicke diese Energie dorthin zurück, wo sie wirklich hingehört.

- Warte ein oder zwei Minuten.
- Sprich nun diesen letzten Satz aus: "Ich nehme all meine Energie, die mit all meinen Reaktionen auf das, was meine Atmung einschränkt, verbunden ist, und bringe sie zurück an den richtigen Ort in mir".
- Warte ein paar Minuten.
- Achte dann darauf, was sich an deiner Atmung verändert hat. Wie sehr hat sich deine Atmung verbessert?

Ich wollte dir diese Übung anbieten, damit du die Kraft der Energiesätze sofort erleben kannst, aber auch, um dir ein wertvolles Werkzeug an die Hand zu geben, das dir hilft, wenn du eine Erkältung hast oder wenn du aufgrund von stressigen Situationen, die Angst und Aufregung verursachen, Schwierigkeiten beim Atmen hast.

Mit dieser einfachen Übung kannst du sofort die Ruhe zurückgewinnen, die du brauchst, um mit jeder Situation umzugehen und sie zu meistern.

ENERGIE-SÄTZE UND LEBENSMITTELVERLOCKUNGEN

Wenn wir uns wegen etwas oder jemandem gestresst, deprimiert oder ängstlich fühlen, werden wir oft Opfer eines emotionalen Hungers.

Essen wird zu einem Mittel des Trostes, das einzige, was uns helfen kann, den Moment zu bewältigen, in dem wir leben. Wir verspüren ein unkontrollierbares und unbeherrschbares Verlangen zu essen. Das liegt daran, dass unser Geist versucht, das emotionale Unbehagen, das wir erleben, zu beruhigen und uns dazu bringt, mehr zu essen.

Normalerweise sind die Lebensmittel, die den nervösen Hunger am ehesten stillen, zucker- und fettreich. Der Verzehr von Süßigkeiten und fetthaltigen Lebensmitteln hat eine beruhigende Wirkung auf das Gehirn, weil es die Produktion von Dopamin anregt. Der Genuss, den wir beim Essen empfinden, führt jedoch dazu, dass wir immer mehr davon wollen, was eine Kettenreaktion auslöst, die schwer zu kontrollieren ist. Der einzige Weg, den emotionalen Hunger zu überwinden, besteht darin, die mentale Verbindung zwischen Essen und dem Gefühl der Freude zu durchbrechen. Dazu kannst du neben dem Klopfen auch Energiesätze verwenden.

Bevor ich dir jedoch zeige, wie du die Phrasen verwenden kannst, möchte ich, dass du ein wenig im Internet recherchierst.

Google Bilder von 20 Lebensmitteln, die du magst, noch besser, wenn du sie sehr magst.

Nachdem du alle Bilder in einem Ordner gespeichert hast, wähle ein Bild aus und beobachte es ein paar Sekunden lang.

Notiere, was du fühlst und denkst. Wie groß ist das Verlangen, dieses Lebensmittel zu essen, auf einer Skala von 1 bis 10?

Nachdem du das Ergebnis notiert hast, sprich diesen Satz: "Ich nehme meine Energie, die mit diesem Essen (sprich den Namen des Essens, z.B. diesen Kuchen) und dem, was es für mich darstellt, verbunden ist, und bringe es an seinen rechtmäßigen Platz in mir zurück".

Warte ein paar Minuten, gerade lange genug, um den Satz wirken zu lassen. Sage dann diesen anderen Satz: "Ich entferne alle Energie, die nicht mir gehört und mit dieser Nahrung verbunden ist, aus all meinen Zellen, aus meinem ganzen Körper und aus meinem persönlichen Raum und schicke sie dorthin zurück, wo sie wirklich hingehört.

Mache eine kurze Pause. Sage dann diesen letzten Satz: "Ich nehme meine Energie, die mit all meinen Reaktionen auf dieses Essen verbunden ist, und bringe sie wieder an den richtigen Platz in mir.

Warte ein paar Minuten. Beurteile dann erneut die Schmackhaftigkeit des von dir gewählten Futters. Achte darauf, wie stark das Verlangen, es zu essen, jetzt ist.

Wenn das Verlangen so weit zurückgegangen ist, dass du ihm einen Wert zwischen 0 und 2 geben kannst, kannst du die Energiesätze verwenden, um das Verlangen nach einem anderen Lebensmittel zu verringern.

Wenn der Wunsch, das gewählte Lebensmittel zu essen, immer noch groß ist, wiederhole die Sätze noch einmal.

Wenn du die Energiesätze verwendest, denke immer daran, die Intensität deines Wunsches zu messen, bevor und nachdem du die Sätze sagst. Das wird dir helfen, die Veränderungen in deinem Inneren zu beobachten und jede Versuchung zu beseitigen.

DIE DRITTE STRATEGIE: DIALOG MIT DEM UNBEWUSSTEN

Wusstest du, dass jeder von uns in der Lage ist, einen "Dialog" mit seinem Unterbewusstsein zu führen und mit ihm zu "verhandeln"?

Das stimmt, jeder von uns hat die Möglichkeit, mit seinem "Unbewussten" zu kommunizieren und alle Antworten zu erhalten, die wir brauchen, um die Qualität unseres Lebens zu verbessern.

Unser Unbewusstes ist in der Lage, alle unsere Fragen zu beantworten, und zwar durch die unwillkürlichen Bewegungen des Körpers.

Es gibt verschiedene Möglichkeiten, unwillkürliche Körperbewegungen zu erkennen: Mikroausdrücke im Gesicht, motorische Tics, Heben der Beine und Finger, Vorwärts- und Rückwärtsschwanken. Um "Ja" zu sagen, schwingt der Körper immer vorwärts; um "Nein" zu sagen, schwingt er immer rückwärts. Um den Körper schwingen zu lassen, ist es notwendig, in einer orthostatischen Position zu stehen und die Arme an den Seiten auszustrecken.

Bevor du anfängst, dem Unbewussten Fragen zu stellen, solltest du ein paar Minuten mit dem so genannten "Bewusstsein" verbringen.

Wie wird "Sensibilisierung" betrieben?

Stell dich mit ausgestreckten Armen an die Seite.

Stell dir vor, dass vor dir, in einem Abstand von etwa 40 cm, etwas steht, das du unbedingt haben willst: Es könnte ein Auto, ein Schmuckstück, ein Kleidungsstück, eine Persönlichkeit aus der Unterhaltungswelt, eine Süßigkeit, was auch immer dein Verlangen weckt, sein.

Stell dir vor, dass das Objekt deiner Begierde immer näher an dich heranrückt, und nimm die Schwingungen deines Körpers wahr.

Schwankt dein Körper nach vorne?

Stell dir nun vor, dass etwas vor dir steht, das du nicht magst: eine Person, die dich ärgert, ein Essen, das du nicht magst oder eine unangenehme Situation.

Stell dir vor, dass dieses "Etwas" immer näher an dich herankommt, und merke, wie dein Körper schwankt. Schwankt es rückwärts?

Wenn das sich nähernde Objekt etwas Erwünschtes ist, schwingt der Körper immer vorwärts; wenn es aber etwas Unerwünschtes ist, schwingt der Körper immer rückwärts.

Um die Schwingungen des Körpers deutlicher wahrzunehmen, kann es sinnvoll sein, die Übung mit geschlossenen Augen durchzuführen.

Der Einfachheit halber schlage ich vor, dass du das Unbewusste ansprichst, als wäre es eine physische Person.

Stell dich aufrecht hin und frage dein Unbewusstes laut: "Liebes Unbewusstes, wahr oder falsch, mein Name ist (sprich deinen Namen aus), ja oder nein? ".

Warte auf die Bewegung des Körpers, die nach vorne gerichtet sein sollte.

Stelle nun eine Frage, von der du bereits weißt, dass sie falsch ist.

Wenn du dich zum Beispiel in Europa befindest, frage dein Unterbewusstsein: "Liebes Unterbewusstsein, ist es wahr oder falsch, dass ich in Südafrika bin? Ja oder nein? An diesem Punkt wirst du merken, dass dein Körper nach hinten schwankt.

Wenn die Bewegungen des Körpers nicht mit den Antworten übereinstimmen, trinke etwas Wasser und stelle weiterhin deine Fragen an das Unbewusste; wechsle Fragen, deren Antwort wahr ist, mit Fragen ab, die eine falsche Antwort vermuten lassen.

Befrage das Unbewusste so lange, bis die Schwingungen des Körpers mit "Ja" und "Nein" übereinstimmen.

Wenn dein Unbewusstes deinen Körper als Reaktion auf einen wahren Satz nach vorne und als Reaktion auf einen falschen Satz nach hinten schwingt, weißt du, dass es der richtige Zeitpunkt ist, um etwas zu erbitten.

Im nächsten Kapitel zeige ich dir, wie du dein Unterbewusstsein fragen kannst, welche Lebensmittel für dich am besten sind und welche du am besten meiden solltest.

ENTDECKE DIE RICHTIGEN LEBENSMITTEL FÜR DICH

Unser Körper besitzt eine uralte Weisheit. Sie weiß, was gut für uns ist und was schlecht für uns ist.

Dank des "Dialogs mit dem Unbewussten" ist es möglich, herauszufinden, welche Lebensmittel uns blähen, welche wir meiden sollten, um schnell abzunehmen, welche wir reduzieren und welche wir erhöhen sollten und in welchem Prozentsatz wir das tun sollten.

Es geht nicht um Ernährungsberatung, denn eine Ernährungsberatung kann nur von Ärzten durchgeführt werden. Was du jetzt machst, ist nur eine Untersuchung, ein Ratschlag, den sich der Körper selbst gibt. Ich habe eine Tabelle mit den häufigsten Makronährstoffen für dich vorbereitet.

Du kannst gerne die Lebensmittel hinzufügen, von denen du am meisten konsumierst und die hier nicht aufgeführt sind. Nachdem du die Namen der Lebensmittel aufgeschrieben hast, die du am liebsten isst, stehst du auf und fängst an, dein Unbewusstes zu befragen.

Die erste Frage, die du stellen solltest, lautet: "Liebes Unterbewusstsein, um abzunehmen, gibt es Lebensmittel, die ich reduzieren, streichen oder erhöhen muss?

Wenn dein Körper nach vorne schwankt, frage dich zuerst, welche Lebensmittel du streichen musst und zähle sie einzeln auf. Du kannst zum Beispiel fragen: "Liebes Unterbewusstsein, muss ich, um abzunehmen, auf Nudeln verzichten?

Wenn du genauere Antworten willst, frag, ob du alle Nudeln meiden solltest oder ob du auch Nudeln aus Vollkornmehl oder anderen speziellen Mehlen essen kannst.

Stelle dem Unterbewusstsein für jedes Lebensmittel detaillierte und präzise Fragen.

Wenn dein Unterbewusstsein dir rät, ein bestimmtes Lebensmittel zu meiden, frage es, wie lange du es meiden sollst: ob für einen Monat, zwei Monate, eine Woche oder länger.

Wenn du herausgefunden hast, welche Lebensmittel du meiden solltest, frage dein Unbewusstes, welche Lebensmittel du reduzieren musst und um wie viel Prozent du deinen Konsum verringern musst.

Frag also zuerst: "Liebes Unterbewusstsein, gibt es Lebensmittel, die ich reduzieren sollte?".

Wenn dein Körper nach vorne schwingt, fang an, alle Lebensmittel aufzulisten, eins nach dem anderen, und beobachte, wie sich dein Körper bewegt.

Wenn du eine positive Antwort auf ein bestimmtes Lebensmittel erhältst, frage, wie viel Prozent davon du einsparen solltest. Triff alle Annahmen.

Notiere dir alle Antworten, die du von deinem Körper erhältst.

Nachdem du herausgefunden hast, welche Lebensmittel du reduzieren solltest, frage dein Unterbewusstsein, ob es Lebensmittel gibt, deren Konsum du erhöhen solltest.

Teste alle Lebensmittel, eins nach dem anderen, und frage dann dein Unterbewusstsein, wie sehr es gut ist, deinen Konsum der identifizierten Lebensmittel zu erhöhen.

Denke auch daran, dein Unbewusstes zu fragen, wie viel Wasser du trinken sollst und ob es für dich in Ordnung ist, andere Arten von Getränken zu trinken.

Wenn du alle Antworten deines Unterbewusstseins aufgeschrieben hast, wende dich an deinen Arzt oder einen Ernährungsberater, der dir dabei hilft, das für dich am besten geeignete Ernährungsprogramm zu erstellen, das sich an den Empfehlungen deines Körpers orientiert.

Die richtigen Lebensmittel für dich entsprechend deines Unterbewusstseins

Essen	Reduziere	löschen	Erhöhe	Prozentsatz
Protein				
Kohlenhydrate				
Brot				

Nudeln				
Obst				
Getrocknete Früchte (Mandeln, Walnüsse, Haselnüsse, Pistazien)				
Gemüse				
Schokolade Süßigkeiten				
Krapfen				
Kohlensäurehaltige Getränke				
Wasser				
Kaffee				
Mehr				

GEWICHTSVERLUST HYPNOSE MEDITATION ERSCHAFFEN SIE DEN KÖRPER, DEN SIE WOLLEN

Diese Meditation wird Ihnen helfen, schnell und mühelos den Körper zu bekommen, den Sie sich wünschen.

Sie können diese Meditation jederzeit durchführen, um Fett zu verbrennen und Ihren Körper zu modellieren.

Bitte entspannen Sie sich jetzt und beginnen Sie, mit Ihrem Geist den Körper zu erschaffen, den Sie sich wünschen. Bald werde ich Sie bitten, Ihre Augen zu schließen und damit zu beginnen, Ihren Körper mit der Kraft Ihres Geistes zu formen, tun Sie es mit Liebe und Präzision. Ich werde Sie mit meiner Stimme anleiten.

Nehmen Sie nun eine bequeme Position ein, atmen Sie tief ein und schließen Sie die Augen.

Schauen Sie nun, immer mit geschlossenen Augen, mit Ihrem geistigen Auge auf den Scheitel Ihres Kopfes. Nehmen Sie wahr, dass sich auf dem Scheitel Ihres Kopfes ein Fenster befindet.

Beobachten Sie. Atmen Sie noch einmal tief ein und beginnen Sie, die Wärme auf Ihrem Kopf zu spüren. Mit jedem Atemzug spüren Sie die Wärme mehr und mehr. Jetzt möchte ich, dass Sie die Haare auf Ihrem Kopf spüren, mühelos.

Währenddessen atmen Sie, spüren Sie die Wimpern. Der Atem geht ein und aus. Stellen Sie sich nun vor, dass Sie von der Basis der Füße aus atmen; dies dient der Wiederherstellung der inneren Vitalität. Verwurzelt im Boden und mit den Fußsohlen, beginnen Sie zu atmen. Atmen Sie tief ein, lassen Sie die Luft durch den ganzen Körper strömen, lassen Sie sie dann am Scheitelpunkt des Kopfes ausströmen und atmen Sie ein.

Und nun atmen Sie durch die Waden ein, nehmen Sie einen großen Atemzug, dehnen Sie den Körper aus. Lassen Sie die Luft durch den ganzen Körper strömen und lassen Sie sie durch den Scheitel ausströmen; lassen Sie sie mit jedem Gedanken mitgehen.

Atmen Sie nun vom Knie aus ein. Richten Sie Ihre Aufmerksamkeit auf das Gefühl im Knie und atmen Sie von dort aus.

Lassen Sie die frische Luft herein und lassen Sie sie im ganzen Körper zirkulieren. Lassen Sie die Luft durch alle Organe strömen, reinigen Sie sich, regenerieren Sie sich, und lassen Sie die verbrauchte Luft zusammen mit allem, was geschehen ist, oben aus dem Kopf heraus.

Währenddessen atmet der Körper. Er atmet aus dem Nabel, tief ein, und dabei lässt sich der Körper selbst gehen. Lassen Sie den Atem aus dem Scheitel ausströmen und atmen Sie nun aus dem Herzen und lassen Sie die Luft aus dem Scheitel ausströmen. Atmen Sie wieder vom Herzen ein, öffnen Sie es weit, lassen Sie saubere Luft einströmen, die jetzt fast leicht wird, lassen Sie

sie oben am Kopf ausströmen, während der Körper weiter atmet.

Atmen Sie jetzt aus dem Nacken; der Körper dehnt sich aus, als ob er an Gewicht verlieren würde und die Luft strömt aus dem Scheitel des Kopfes. Lassen Sie die Luft durch Ihren Mund einströmen. Spüren Sie, wie die Luft oben auf Ihrem Kopf ein- und ausströmt.

Ich weiß nicht, ob Sie bereits beginnen, die Energie wahrzunehmen, die aufsteigt. Ich weiß nicht, ob Sie einen Lichtpunkt in sich selbst sehen können. Nun, jetzt macht sich der Körper selbst ein Geschenk. Richten Sie nun Ihre Aufmerksamkeit auf den Solarplexus, der sich direkt in der Magengrube befindet und wählen Sie ein Symbol, das das Problem repräsentiert, lassen Sie es von diesem Teil mühelos transformieren.

Lassen Sie diesen Teil es transformieren, das ist unser ursprünglicher Teil; man sagt, dass es der Teil ist, der Ereignisse, Dinge, und Menschen verdaut, und es ist auch der Teil, der das natürliche Gegenmittel für unsere Sorgen finden kann.

Lassen Sie diesen Teil einfach das Symbol in ein neues umwandeln. Jetzt möchte ich, dass Sie die Energie an der Basis des rechten Fußes bündeln. Dieser Lichtpunkt konzentriert sich nun an der Basis des rechten Fußes und wird zu einer sehr starken, wirbelnden Energie; Sie spüren auch die Hitze an der Unterseite des rechten Fußes, die stärker und stärker wird. Und diese Energie beginnt nun, sich auf dem Körper zu bewegen und nimmt Form an.

Die Energie fließt in die Modellierung all der Teile, die modelliert werden müssen, und es ist das Licht, das sie findet, und es ist die Energie, die sie findet, weil Ihr Geist in diesem Moment woanders ist.

Lassen Sie das Licht seine Arbeit tun und sich frei auf dem Körper bewegen. Lassen Sie es die Teile verändern, die verändert werden müssen, diejenigen, die verbessert werden müssen, diejenigen, die gestrafft werden müssen.

Die Energie bewegt sich weiter, und Sie merken es, weil die Stelle wärmer wird. Sie spüren es, als ob Sie eine andere Art von Konsistenz annehmen würden.

Ich möchte, dass Sie Ihre Aufmerksamkeit auf den Punkt lenken, an dem die Energie wirkt, lassen Sie sich von ihr modellieren synchronisieren Sie sich mit dem Atem.

Dieses Gefühl, das Sie jetzt in sich spüren, ist Ihre natürliche Vitalität. Lassen Sie die Energie frei in sich fließen.

Und nun möchte ich Sie bitten, mit geschlossenen Augen auf dem Stuhl ein wenig vorzurücken, bis Sie auf der Kante sitzen und Ihre Knie sich berühren.

Sie müssen wissen, dass jeder von uns eine Art natürliche innere Bewegung hat; es ist wie ein inneres Pendel, das uns auf natürliche Weise im Gleichgewicht hält, und jeder hat sein eigenes.

Finden Sie es jetzt und machen Sie weiter; es könnte vorwärts sein, rückwärts, oder seitwärts, lassen Sie sich vom Körper leiten und finden Sie heraus, welche die Bewegung ist.

Sie könnte klein sein. (3 Sekunden pausieren), groß, rotierend, und vorwärts, rückwärts, es spielt keine Rolle; es ist Ihre innere Bewegung, und diese Bewegung beginnt.

Diese Bewegung bringt die 2 Hemisphären wieder ins Gleichgewicht, und diese Bewegung gehört Ihnen, und Sie können sie tun, wann immer Sie wollen. Hier ist eine weitere Fähigkeit unseres Geistes.

Als wir Kinder waren und um uns zu trösten, haben wir uns mit dem Körper bewegt, wir schwankten, unser Körper wusste, was er tat, und wir schwankten, um unser inneres Gleichgewicht zu finden. Es ist natürlich, und gleichzeitig spüren Sie die Vitalität, (die innere Energie, die wie Blut zirkuliert.

Und während Sie dies tun, setzt der Körper Giftstoffe frei und reinigt sich selbst. Lassen Sie los. Sehr gut. Und jetzt noch 1 Geschenk.

Jetzt möchte ich, dass Sie sich ein ideales Bild von sich selbst machen. Sie wissen, wie Sie in Ihrem Inneren wirklich sind, ohne Ihrem Wunsch Grenzen zu setzen.

Michelangelo sah das Bild im Inneren des rauen Steins. Versuchen Sie, so genau wie möglich zu beschreiben, was Sie in sich selbst sehen, keine Grenzen für das, was Sie sich selbst fragen. Energie kann alles tun. (Pause 3 Sekunden) Der Rest sind nur Konzepte unseres Geistes.

Entdecken Sie die innere Bewegung, und schon mit diesem Verbrauch, strafft sich der Körper, gleichzeitig, stärkt er sich, gewinnt an Vitalität, und es ist natürliche Energie. Sehr gut.

Das Herz schlägt, die Luft kommt rein und raus. Sie können die Luft auf der Haut spüren, und Sie können spüren, wie sie durch die Nase eintritt. Von diesem Moment an wird es von gut zu besser gehen.

Lassen Sie sich von der inneren Vitalität leiten, und wenn es einen Punkt in Ihnen gibt, an dem Sie diese Quelle kraftvoll spüren, berühren Sie ihn jetzt und lassen Sie ihn sprudeln. Nun, und jetzt möchte ich, dass Sie sich das Idealbild von Ihnen noch einmal ansehen, um es zurückzunehmen. Jetzt, wo Sie das ideale Bild von sich selbst haben, möchte ich, dass Sie es betreten und sich mit ihm verbinden. Schauen Sie nach vorne und nach hinten. Sie sind gleichzeitig die Person, die beobachtet und die, die beobachtet wird.

Der Prozess hat bereits begonnen und wird sich in den nächsten Tagen fortsetzen, Tag für Tag. Jedes Mal, wenn Sie 1 Glas Wasser trinken, werden Sie wissen, dass ein Teil des Fettes zu schmelzen beginnt, wie Schnee in der Sonne.

Gut, nun wird ein Teil von Ihnen hierher in die Gegenwart zurückkehren, der andere wird weiter für Sie arbeiten, um Ihren Körper zu formen. Atmen Sie tief ein; wir werden gleich zurückkehren. Ich zähle von 10 bis 1, und wenn Sie zurückkommen, entspannen Sie Ihre Schultern, bewegen Sie sie, lockern Sie sie. Tragen Sie das Bewusstsein mit sich, reine Energie zu sein.

- 9. Vitalität.

- 8. Vorwärts.

- 7. Ich bin fähig.

- 6. Liebe.

- 5. Harmonie.

- 4. Ich bin jetzt im Gleichgewicht.

- 3. In den kommenden Tagen werden sich einige Dinge ändern; die Veränderung in Ihnen hat bereits begonnen.

- 2. Spüren Sie den Körper wieder. Es geht mir gut.

- 1. Öffnen Sie die Augen und lächeln Sie! Musik verklingt und endet

für die Audioversion dieser Meditation

Teil drei
Die fünf Regeln, um fit zu bleiben

ISS, WENN DU HUNGRIG BIST

Essen, wenn du hungrig bist, ist die erste Regel, um sich gut zu fühlen und fit zu bleiben.

Babys essen nur, wenn sie hungrig sind, und selbst kleine Kinder essen nur, wenn sie das Bedürfnis danach haben. Es sind die Bestrafungen, Drohungen und Spiele der Erwachsenen, die sie dazu zwingen, sich an feste Zeitpläne zu halten, zu essen, wenn sie essen "müssen" und nicht, wenn sie essen "wollen".

Unser Körper weiß, wann er essen muss, denn Hunger ist das Signal, das unser Körper uns sendet, wenn er Energiereserven hat.

Leider führen berufliche, familiäre und soziale Anforderungen dazu, dass wir Essgewohnheiten annehmen, die nicht immer mit unserer inneren Uhr vereinbar sind.

Deshalb sind wir oft gezwungen, bis zum Mittagessen durchzuhalten, obwohl wir hungrig sind, oder wir zwingen uns, spät am Abend zu essen, nur um mit Freunden essen zu gehen.

Nicht selten passiert auch das Gegenteil.

Wir bemühen uns zu essen, wenn wir nicht hungrig sind, weil wir vielleicht zu einem Geschäftsessen oder einem besonderen Anlass unterwegs sind oder weil wir nicht unhöflich erscheinen wollen, wenn uns jemand etwas anbietet. Seit meiner Kindheit habe ich immer mit der Angewohnheit gekämpft, zu den festen Zeiten anderer Leute zu essen. Ich konnte es nicht ertragen, wenn meine Eltern darauf bestanden, dass ich esse, obwohl ich nicht wollte. Essen, wenn wir keinen Hunger haben, belastet uns und kann zu körperlichem und emotionalem Unwohlsein führen.

Wenn du nicht isst, wenn du hungrig bist, ist das ebenfalls ungesund für deinen Körper.

Wenn wir nicht auf Hungersignale hören, verlangsamt sich unser Stoffwechsel, um die Energiereserven zu schonen.

Außerdem ermutigt uns das Ignorieren der Nachfrage unseres Körpers nach Nahrung dazu, mehr zu essen. Um nicht zu hungern, erzeugt unser Verstand tagsüber falsche Hungergefühle.

Essen, wenn man satt ist, ist auch eine schlechte Angewohnheit.

Ich kenne viele Menschen, die aus der Überzeugung heraus, dass sie mit dem Wegwerfen von Lebensmitteln der Vorsehung Unrecht tun, jeden letzten Bissen essen, auch wenn sie satt sind, und den gesamten Inhalt der geöffneten Lebensmittelverpackungen verzehren.

Wenn du dir deinen Körper als eine Art Behälter vorstellst, in dem du deine Nahrung aufbewahrst oder verhinderst, dass sie im Müll landet, dann ist es genau das, was dein Körper tut: Er speichert alles, was du isst, in Form einer Energiereserve. Kurz gesagt, es wird "Fett" gespeichert.

Wenn du dir hingegen wieder angewöhnst, auf deinen Körper zu hören und nur dann zu essen, wenn du hungrig bist, wird alles, was du isst, auch verzehrt. Dein Stoffwechsel wird aktiv, und du speicherst keine Fettreserven mehr.

Beginne jetzt damit, nur zu essen, wenn du Hunger hast. Du wirst sehen, wie sich deine Fitness verbessern wird. Du wirst dich vitaler und energiegeladener fühlen und mit mehr Freude und Genuss essen.

ESSEN MIT FREUDE

Mit Freude zu essen ist die zweite Regel, um sich gut und fit zu fühlen.

Wenn du isst, genieße jeden Bissen. Sei dankbar für das Essen, das du genießt, und befreie dich bitte von Schuldgefühlen!

Jedes Mal, wenn du ein Lebensmittel auf die schwarze Liste der verbotenen Lebensmittel setzt, verwandelst du es sofort in das verlockendste und begehrenswerteste Lebensmittel der Welt.

Alles, was verboten ist, wird zu einer "Versuchung" und kann auf Dauer zu einem zwanghaften Gedanken werden. Aus diesem Grund sollte kein verbotenes Essen jemals in Betracht gezogen werden.

Wenn du isst, dann iss mit Genuss und genieße jeden Bissen. Auf diese Weise sendest du deinem Körper die Botschaft: "Ich habe genug zu essen, ich kann so viel essen, wie ich will, wenn ich das Bedürfnis habe".

Wenn du weißt, dass du jedes Essen genießen kannst, kannst du dich unbesorgt an den Tisch setzen. Lass dir von deinem Körper sagen, welche Lebensmittel du am besten isst und welche Mengen du täglich zu dir nimmst.

Freue dich an allem, was du isst. Gewöhne dir an, langsam zu essen und jeden Bissen zu genießen.

Versuche, jeden Geschmack wahrzunehmen, jedes Gericht zu schätzen und den Genuss jedes einzelnen so lange wie möglich zu halten.

Wenn du anfängst, mit Freude zu essen, wirst du das Essen in etwas Schönes verwandeln. Essen macht dich glücklich und hilft dir, dich gut zu fühlen. Das ist das Geheimnis, um fit zu bleiben.

VERGISS NICHT ZU TRINKEN

Eine der Grundvoraussetzungen, um gesund und fit zu bleiben, ist es, immer gut hydriert zu sein.

Wasser ist für die biochemischen Prozesse unseres Organismus und für sein reibungsloses Funktionieren unerlässlich. In der Fernsehwerbung ist der Slogan "Wasser eliminiert Wasser" zu einer Art Schlagwort geworden.

Wenn wir nicht genug trinken, speichert unser Körper jeden noch so kleinen Tropfen Wasser.

Wenn du dir angewöhnst, jeden Tag mindestens eineinhalb Liter Wasser zu trinken, muss dein Körper es nicht im Gewebe anreichern, deine Haut sieht besser und strahlender aus, deine physiologischen Prozesse laufen reibungsloser und du bist immer in Form.

Wasser ermöglicht die Aufnahme und Verteilung von Nährstoffen im Körper, unterstützt die Verdauung, hält die Gelenke gut geschmiert und sorgt für eine optimale Körpertemperatur.

Viel Wasser zu trinken unterstützt auch den Prozess der Ausscheidung von Abfallstoffen und erleichtert den Fettstoffwechsel.

Wie trinkst du jeden Tag die richtige Menge an Wasser?

Es kann sinnvoll sein, morgens auf nüchternen Magen zwei Gläser zu trinken, um den Darm zu reinigen und Bauchblähungen zu bekämpfen, ein Glas während der Mahlzeiten, zwei am Nachmittag und eines vor dem Schlafengehen.

Ich schlage auch vor, dass du dir angewöhnst, vor jeder Mahlzeit ein oder zwei Gläser Wasser zu trinken. So fühlst du dich auf natürliche Weise satt und verhinderst, dass du bei Tisch zu viel isst.

SCHAU DICH IM SPIEGEL MIT LIEBE AN

Selbstliebe ist die "condicio sine qua non", um sich gut zu fühlen und fit zu bleiben.

Liebe entsteht, wenn wir verstehen und akzeptieren, wer wir sind, unsere Art zu sein, unser Aussehen, unsere Schwächen und unsere Stärken.

Kritik, Verurteilung und Nichtakzeptanz fördern Stress und verändern und beeinträchtigen unsere Beziehung zum Essen.

Mach es dir zur Gewohnheit, dich jeden Morgen mit Liebe im Spiegel zu betrachten. Mach dir Komplimente über dein Aussehen, die Schönheit deines Gesichts und deines Körpers. Konzentriere dich auf die Dinge, die du am meisten an dir magst; mache sie zu einer Quelle des Stolzes. Selbstzufriedenheit ist ein gesundes Gefühl, für uns selbst und für andere. Sie führt dazu, dass wir nachsichtiger, weniger unnachgiebig und eher bereit sind, zuzuhören.

Diejenigen, die sich selbst lieben, wissen, wie sie jeden Aspekt von sich selbst umarmen können. Sie versuchen zu verbessern, was verbessert werden kann, ohne sich die Schuld für gemachte Fehler oder gezeigte Unzulänglichkeiten zu geben.

Nutze jede Gelegenheit, dich mit Liebe zu betrachten. Wähle ein Mantra, das dich ermutigt, jeden Tag zu wiederholen, wie schlank und fit dein Körper ist. Wenn du alle Glaubenssätze und sabotierenden Blockaden beseitigt hast, wird die ständige Wiederholung positiver Phrasen zu einem echten "hypnotischen Befehl". Sie bringt das Unterbewusstsein dazu, zu erkennen, was sich wiederholt hat, und wird dein Körperbild verändern.

Wenn ihr euch gegenseitig liebt, könnt ihr das Leben und jede Mahlzeit genießen, ohne Entbehrungen und ohne Schuldgefühle.

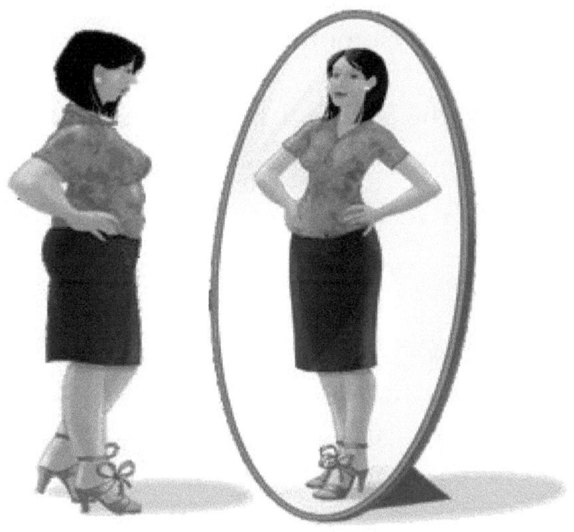

BAUE IN EINEN TAG EINIGE BEWEGUNG EIN

Tägliche Bewegung sollte für uns alle eine unverzichtbare tägliche Verpflichtung sein.

Die Vorteile jeder körperlichen Aktivität sind vielfältig: Stressabbau, Verbesserung des Herz-Kreislauf-Systems, Stärkung des Muskel-Skelett-Systems, Steigerung des Selbstwertgefühls und des emotionalen Wohlbefindens.

Bewegung verbessert die Stimmung, indem sie die Produktion von Endorphinen erhöht; sie steigert das Selbstwertgefühl, beschleunigt den Stoffwechsel und verbrennt die Fettreserven des Körpers.

Egal, für welche Bewegung du dich entscheidest, mach sie mit Freude und Spaß. Jede aufopferungsvolle Handlung in der Hoffnung, Gewicht zu verlieren, hat immer den gegenteiligen Effekt.

Das Geheimnis, um in Form zu bleiben, besteht darin, sich an allem zu erfreuen: am Essen, an der körperlichen Aktivität und an jedem Moment des Tages, damit der Körper überschüssiges Fett verbrennt und uns sagt, wann und wie viel wir essen sollen.

21 TAGE MEDITATION HYPNOTISCHES MAGENBAND

Diese leistungsstarke Meditation ermöglicht es Ihnen, Ihr Unterbewusstsein so zu programmieren, damit Sie dank einer hypnotischen Magenbandoperation schnell abnehmen und überschüssiges Fett verbrennen.

Ich empfehle Ihnen, sich diese Meditation an einem ruhigen Ort anzuhören, am besten vor dem Einschlafen.

Um das gewünschte Gewicht und das Ziel, das Sie sich gesetzt haben, zu erreichen, empfehle ich Ihnen, diese Meditation an 21 aufeinanderfolgenden Tagen zu praktizieren. Das ist die Zeit, die Sie brauchen, um Ihr Unterbewusstsein vollständig zu programmieren und einen neuen neuronalen Pfad zu schaffen.

Die Magenoperation mit Hypnose ermöglicht es Ihnen, auf raffinierte und endgültige Weise abzunehmen. Jedes Mal, wenn Sie diese Meditation anhören, wird sich etwas in Ihnen verändern.

Sie werden weniger Lust zum Essen verspüren, Sie werden mit weniger Portionen zufrieden sein und Ihre Fitness wird sich spürbar verbessern.

Machen Sie es sich zum Ziel, mindestens 2 Liter Wasser pro Tag zu trinken und viel Obst und Gemüse zu sich zu nehmen.

Machen Sie sich bereit, den Körper zu bekommen, den Sie sich wünschen.

- Nehmen Sie eine bequeme Position ein und beginnen Sie, frei zu atmen, ohne sich zu zwingen.
- Ihr Körper beginnt sich zu entspannen.
- Versuchen Sie, jeden Teil Ihres Körpers langsam zu entspannen, jedes Mal, wenn Sie ausatmen, entspannt sich Ihr Körper ein wenig mehr.
- Und wenn sich Ihr Körper entspannt, entspannt sich auch Ihr Geist.
- Vergessen Sie die Sorgen. Lassen Sie die Müdigkeit des Tages hinter sich. Und in der Zwischenzeit atmen Sie.
- Spüren Sie, wie die Luft in Ihre Nase eindringt und durch Ihren ganzen Körper strömt und jeden Teil entspannt: jeden Muskel, jedes Organ, jedes System. Hören Sie es.
- Der Nacken ist entspannt, die Schultern sind entspannt, der ganze Körper ist entspannt: Beine, Füße, Unterleib, Finger.
- Lassen Sie sich von diesem Gefühl der totalen Entspannung leiten. Und in der Zwischenzeit atmen Sie. Luft geht ein und geht aus, geht ein und geht aus.
- Wenn Sie meine Stimme hören, entspannen Sie sich mehr und mehr.
- Lassen Sie Ihrer Fantasie freien Lauf und erschaffen Sie ein natürliches Paradies. Es kann ein Ort sein, den Sie bereits kennen, oder ein Ort, den Sie für sich selbst erschaffen wollen. Es ist ein ruhiger, entspannender, wunderbarer Ort.

- Stellen Sie sich vor, dass Sie an diesem himmlischen Ort spazieren gehen. Spüren Sie das Gefühl der nackten Füße. Worauf ruhen Ihre Füße? Auf dem Gras? Auf dem Sand? Im Wasser?

- Wo sind Sie genau? Schauen Sie sich jedes Detail genau an. Spüren Sie die Gerüche, die Geräusche, die Farben.

- Ist es sonnig? Und ist die Luft kühl oder warm? Konzentrieren Sie sich auf das Gefühl der Luft auf der Haut.

- Entspannen Sie sich an diesem großartigen Ort. Bleiben Sie dort und genießen Sie die Schönheit, die Sie umgibt. Es ist ein zeitloser Ort. Prägen Sie sich jedes Detail ein.

- Entspannen Sie sich ein wenig mehr an diesem wunderbaren Ort.

- Genießen Sie den Frieden und die Ruhe.

- Während Ihr Geist an diesem friedlichen Ort verweilt und sich weiterhin an dem Gefühl des Wohlbefindens erfreut, lassen Sie uns mit der Operation beginnen.

- Sie können Ihren Körper schon im Gang sehen, er liegt bequem auf dem Bett. Fühlen Sie sich gut.

- Und während Sie dieses Bild betrachten, entspannen Sie sich mehr und mehr.

- Heute ist der Tag, an dem sich alles ändern wird.

- Später, wenn Sie Ihre Augen öffnen werden, wird alles anders sein. Sie werden anders sein.

- Richten Sie Ihre Aufmerksamkeit auf das Licht über Ihnen. Bereiten Sie sich auf die Veränderung vor. Bald wird die Veränderung beginnen.

- Während Ihr Geist sich weiter entspannt und den Hafen des Friedens genießt. wird Ihnen klar, dass die Entscheidung bereits gefallen ist.

- Schauen Sie sich genau an, was passiert.

- Die Röhre, die die Nahrung in den Magen bringt, ist jetzt mit einem Gummiband verschlossen. Ein farbiges Gummiband.

- Das Band verengt die Röhre in der Magengrube. Und Sie fragen sich, wie die Nahrung dorthin gelangen soll?

- Ohne es zu merken, war die Aktion schnell beendet.

- Nehmen Sie sich etwas Zeit, um das Gummiband sorgfältig zu beobachten.

- Wie ist das Gummi? Hart? Weich? Inwieweit wird die Röhre angezogen?

- Berühren Sie das Gummiband. Ist es frisch? Heiß? Glatt? Zäh?

- Das Gefühl der Zufriedenheit mit dieser gut gemachten Arbeit.

- Der Einschnitt ist auf Ihrer Haut nicht zu spüren. Sie können frei atmen. Atmen.

- Berühren Sie beim Atmen mit der Hand die Magengrube und fühlen Sie das farbige elastische Band.

- Spüren Sie, wie es heller wird. Es ist ein angenehmes Gefühl. Sie fühlen sich gut.

- Sie hören ein Geräusch, wie das eines Zuges. Es ist ein elektrischer, leichter Zug, der sich dem Ort nähert, an dem Sie sich befinden.

- Das ist der Zeitzug. Mit diesem Zug können Sie in kürzester Zeit in die Vergangenheit und in die Zukunft reisen, und das in aller Sicherheit.
- Der Zug hält an und Sie steigen ein. Setzen Sie sich in den Waggon, der in die Vergangenheit fährt.
- Während der Zug über die Schienen fährt, schauen Sie aus dem Fenster und sehen alle Momente Ihres vergangenen Lebens.
- Der Zug nimmt Fahrt auf und Sie können schnell alles sehen, was Sie in den vergangenen Jahren erlebt haben. All die Momente der Freude, die traurigen Momente. Beobachten Sie.
- Lassen Sie sich hinreißen, alle wichtigen Momente Ihres Lebens zu besuchen: alle Momente bis zu Ihrer Geburt.
- Wenn er zur Geburt kommt, hält der Zug einen Moment lang an.
- Danach kehrt er langsam seinen Kurs um und fährt in die entgegengesetzte Richtung, in die Zukunft.
- Schauen Sie weiter aus dem Fenster. Es hat sich etwas verändert!
- All die traurigen Momente, die Sie auf der Hinfahrt gesehen hatten, sind jetzt anders: Es sind Momente der Freude, Momente der Zufriedenheit.
- Genießen Sie dieses Gefühl.
- Die fröhlichen Momente Ihres Lebens rauschen an Ihnen vorbei und Ihre Zufriedenheit nimmt zu. Spüren Sie es.
- Sie tanken an diesem Gefühl der Zufriedenheit auf. Spüren Sie auch das Gefühl der Sättigung und Fülle im Körper.

- Eine Frau nähert sich Ihnen und bittet Sie um die Erlaubnis, sich vor Sie zu setzen. Beobachten Sie sie gut.
- Wie alt ist sie? Wie ist sie gekleidet? Beobachten Sie.
- Aus ihrer Tasche strömt ein eigenartiger Geruch, wie frisch gekochtes Essen. Riecht es gut? Nachspeise? Würzig? Versuchen Sie zu verstehen, was es ist. Ist es etwas Gutes? Ist es etwas, das Sie mögen?
- Die Frau vor Ihnen öffnet die Tasche und nimmt das Essen heraus.
- Sie öffnet das Paket und besteht darauf, das Essen mit Ihnen zu teilen. Nehmen Sie es an.
- Während Sie es kosten, versuchen Sie, alle Empfindungen zu identifizieren, die Sie spüren.
- Plötzlich verspüren Sie ein Gefühl der Fülle in der Magengrube.
- Nach nur wenigen Bissen ist Ihr Magen bereits gefüllt; er hat sich vollständig gefüllt.
- Sie fühlen sich gut.
- Sie fragen sich, wie es möglich ist, dieses Gefühl der Fülle und Zufriedenheit so schnell zu empfinden. Und danach erinnern Sie sich.
- Schauen Sie auf die Magengrube, berühren Sie sie und fühlen Sie das elastische Band.
- Das elastische Band funktioniert!
- Alles, wovon Sie jemals geträumt haben, ist wahr geworden.
- Jetzt können Sie wenig essen und die gleiche Zufriedenheit empfinden, die Sie früher nach einer großen Mahlzeit empfanden.

- Von diesem Zeitpunkt an wird sich alles ändern.

- Sie wissen bereits, dass Ihre Zeit zum Abnehmen gekommen ist. Sie werden eine perfekte Fitness erreichen, schlank, stark und gesund.

- Während Sie das Gefühl der Zufriedenheit und der Sättigung in der Magengrube genießen, wird Ihnen bewusst, dass der Zug an Ihrer Haltestelle im gegenwärtigen Leben vorbeigefahren ist und sich auf die Zukunft zubewegt.

- Schauen Sie aus dem Fenster und entdecken Sie Ihre Zukunft.

- Sehen Sie sich die neue Version von Ihnen an. Sehen Sie sich Ihren zukünftigen Körper an: einen schlanken, starken, fitten Körper. Ein gesunder und schöner Körper.

- Sehen Sie sich die Kleidung an, die Sie tragen. Sehen Sie sich Ihr glückliches, zufriedenes Gesicht an.

- Ich gebe Ihnen ein paar Minuten Zeit, um diesen Moment zu genießen und Informationen über den schlanken Körper zu sammeln, den Sie in Zukunft haben werden.

- Ist Ihnen aufgefallen, dass Sie in der Zukunft immer eine Flasche Wasser in der Hand halten?

- In jedem Moment Ihres zukünftigen Lebens haben Sie immer diese Wasserflasche in der Hand.

- Entscheiden Sie sich jetzt, dem Beispiel Ihres zukünftigen "Ichs" zu folgen.

- Der Zug hält an und die Frau vor Ihnen grüßt Sie und steigt aus.

- Der Zug legt nun den Rückwärtsgang ein, und Sie können in die Gegenwart zurückkehren: das Hier und Jetzt.
- Bevor Sie zurückkehren, lassen Sie alles, was Sie gesehen haben, alles, was Sie erlebt haben, das Gefühl der Fülle, das Sie empfunden haben, noch einmal geistig Revue passieren.
- Bereiten Sie sich darauf vor, zurückzukehren und Ihr neues Leben zu erleben, eine neue Art, mit dem Essen umzugehen.
- Der Zug ist auf dem Weg zu seinem Ziel.
- Jetzt beginne ich von 10 bis 1 zu zählen. Bei 10 werden Sie sich glücklich fühlen, Sie werden ins Hier und Jetzt zurückkehren und dieses Gefühl der Zufriedenheit und Sättigung mitnehmen.
- Und ich beginne zu zählen
- 10
- 9, ich fühle mich gut
- 8, mein Magen ist voll und zufrieden
- 7
- 6, Ich verbrenne Fett, Tag für Tag
- 5
- 4, Ich weiß, wie man einen schlanken und fitten Körper bekommt
- 3
- 2, Ich fühle mich glücklich
- 1, Kommen Sie zurück und genießen Sie Ihr neues Leben.

GEWICHTSVERLUST HYPNOSE MEDITATION REISE IN DIE ZUKUNFT

Die folgende Meditation ist sehr kraftvoll; ich empfehle Ihnen, sie jeden Abend vor dem Schlafengehen durchzuführen. Ich möchte Sie mit auf eine Reise in die Zukunft nehmen, um zu sehen, wie Sie in 5 Jahren sein werden.

- Schließen Sie Ihre Augen, atmen Sie tief ein, und stellen Sie sich vor, Sie könnten in der Zeit vorwärts reisen. Ich möchte, dass Sie fünf Jahre in die Zukunft reisen.

- Ich möchte, dass Sie sich Ihren schlanken, gut geformten, fitten Körper mit den Formen ansehen, von denen Sie immer geträumt haben.

- Sehen Sie sich an, beobachten Sie sich, was fühlen Sie? Welche Kleidung tragen Sie? Sind das Kleider, von denen Sie immer geträumt haben? Wer ist mit Ihnen da? Wie sehen andere Menschen Sie an?

- Achten Sie auf alle Kommentare; es sind bewundernde Kommentare; sie machen Ihnen Komplimente; sie fragen Sie um Rat, wie Sie sich über die Jahre fit halten konnten.

- Eine Person kommt auf Sie zu: Schauen Sie sie gut an, sie will von Ihnen wissen, wie Sie es geschafft haben, wie Sie es vor 10 Jahren geschafft haben, die zusätzlichen Pfunde zu verlieren und schlank und fit zu bleiben, ist es ein Mann oder eine Frau?

- Erzählen Sie ihr/ihm, wie Sie es geschafft haben, hören Sie sich an, was Ihr zukünftiges Ich sagt. Was haben Sie getan, um abzunehmen und fit zu werden?

- Ich gebe Ihnen ein paar Minuten Zeit, um dieser Person zu erzählen, was Sie getan haben, um so fit zu sein, und um sich von ihr zu verabschieden.

- Nun, wenn Sie es noch nicht getan haben, verabschieden Sie sich von dieser Person und danken ihr.

- Und jetzt möchte ich, dass Sie darauf achten, was Sie fühlen, wenn Sie die Bewunderung in den Augen der Männer und Frauen um Sie herum sehen.

- Wie fühlen Sie sich mit Ihrem Körper? Leicht? Beweglich?
  Nehmen Sie alles wahr, was Sie fühlen.

- Spüren Sie die Zufriedenheit, die Freude, in dem Körper zu sein, den Sie haben, den Körper, den Sie sich immer gewünscht haben und den Sie seit fünf Jahren haben.

- Wenn Sie den Scheitelpunkt erreichen, genau in diesem Moment, möchte ich, dass Sie die Faust Ihrer rechten Hand fest anspannen. Wenn Sie den Gipfel der Freude und Zufriedenheit erreichen, möchte ich, dass Sie die Faust Ihrer rechten Hand fest zusammenpressen.

- Gut, jetzt halten Sie sie noch ein wenig länger geschlossen.

- Merken Sie sich das Gefühl der Zufriedenheit, der Leichtigkeit, und assoziieren Sie es mit der Faust. Lassen Sie Ihr Unterbewusstsein die geschlossene Faust mit diesem Gefühl der Leichtigkeit und des schlanken Körpers assoziieren.

- Nun, immer mit geschlossener Faust und mit diesem wunderbaren Gefühl, einen schlanken und fitten Körper zu haben, möchte ich, dass Sie auf der Zeitachse zurückgehen und langsam in den gegenwärtigen Moment zurückkehren.

- Halten Sie an, bevor Sie ankommen; halten Sie einen Monat in der Zukunft an.

- Beobachten Sie sich. Ihr Körper ist schlank und fit, Sie sind glücklich, Sie fühlen Zufriedenheit und Sicherheit.

- Sie setzen Freude frei. Schmecken Sie das Gefühl, leben Sie es, betrachten Sie sich.

- Jetzt kehren Sie langsam in den gegenwärtigen Moment zurück, in den Moment, in dem alles begann, in den Moment, in dem Sie Ihren Körper geformt und modelliert haben, um ihn so prächtig zu machen, wie Sie ihn in der Zukunft sehen.

- Diese Zukunft ist bereits da. Von heute an fangen Sie an, sie aufzubauen.

- Bald werde ich von 1 bis 5 zählen, und zu meiner Fünf werden Sie glücklich sein, und Sie werden ein tiefes Gefühl der Zufriedenheit empfinden, weil Sie Ihr neues Leben begonnen haben.

- 1-Beginnen Sie langsam, immer mit geballter Faust, zurückzukommen.

- 2-Nehmen Sie das wunderbare Gefühl der Zufriedenheit mit.

- 3 - Beginnen Sie, Ihren Körper zu spüren.

- 4 - Beginnen Sie damit.

- 5 - Öffnen Sie die Augen.

SCHLUSSFOLGERUNGEN

Ich hoffe, dieses Buch hat dir geholfen, alle Blockaden, Glaubenssätze und Gewohnheiten zu beseitigen, die dich daran gehindert haben, mit deinem Körper und in deinem Körper glücklich zu sein. Wenn du die Übungen weiter machst und die Tipps umsetzt, die du bekommen hast, wirst du merken, wie sich deine Fitness und deine Lebensqualität verbessern.

Zu wissen, dass ich zu dieser Veränderung beigetragen habe, erfüllt mein Herz mit Freude.

Die Übungen, die du in diesem Handbuch gelernt hast, werden dir nicht nur dabei helfen, den Körper zu bekommen, den du dir wünschst, sondern auch, das Glück zu finden, das du dir wünschst.

Wende die erlernten Techniken jeden Tag an. Lösche so viele Glaubenssätze wie möglich aus, sortiere alle Erinnerungen aus, die du bisher in dir getragen hast. Erleichtere deinen Körper von all den emotionalen Lasten, die du im Laufe der Zeit angesammelt hast. Ich wünsche dir, dass du bald die körperliche Fitness erreichst, die du dir wünschst, und dass du alles ausschaltest, was dich an deinem Glück hindert.

Übergewicht ist fast immer die direkte Folge eines ungelösten emotionalen Traumas. Ein Trauma, das auf einer unbewussten Ebene das tägliche Leben beeinflusst.

Die emotionalen Ursachen für Übergewicht können vielfältig sein: der Wunsch, verborgen zu bleiben oder im Gegenteil gesehen zu werden, das Bedürfnis, sich geschützt und sicher zu fühlen, der Wunsch, in der Familie, am Arbeitsplatz oder in der Gesellschaft ein größeres Gewicht zu haben.

Was auch immer der Grund für die Anhäufung von überschüssigen Kilos ist, um die gewünschte körperliche Form zu erreichen, muss man zuerst die "emotionalen Belastungen" loswerden. Mit Hypnose ist das schnell und dauerhaft möglich.

Alle Erfahrungen, die wir von unserer Zeugung an machen, werden aufgezeichnet und in unserem Unbewussten gespeichert. Aus diesen Erfahrungen entstehen unsere Überzeugungen, Verhaltensmuster und alle emotionalen Reaktionen, die die Grundlage unserer Persönlichkeit bilden.

Wenn wir als Kinder positive Erfahrungen gemacht haben, wenn wir von unseren Eltern genug geliebt wurden, wenn wir ermutigt wurden und Momente der Befriedigung erlebt haben, sowohl emotional als auch zwischenmenschlich, werden wir als Erwachsene automatisch dazu neigen, diese Erfahrungen wieder zu machen.

Deshalb werden wir stabile und glückliche Beziehungen haben, wir werden bei der Arbeit immer die richtigen Entscheidungen treffen und wir werden uns mit Menschen umgeben, die uns schätzen und lieben.

Wenn wir uns als Kind abgelehnt fühlten und nicht die Aufmerksamkeit bekamen, die wir glaubten, zu verdienen, wenn wir für unsere Initiativen und Fehler bestraft wurden, werden wir als Erwachsene dazu neigen, uns an Partner zu binden, die uns ablehnen oder die uns nicht befriedigen, wir werden unseren Körper mit überflüssigem Fett bekleiden, wir werden es vermeiden, uns zu trauen und bei der Arbeit Initiativen zu ergreifen.

Am Ende werden wir uns damit abfinden, ein Leben unter unseren Möglichkeiten zu führen und unsere Misserfolge auf andere, auf Pech oder auf das Schicksal zu schieben.

Die Ursache für jedes Problem, das in unserem Leben auftritt, liegt in den Erfahrungen, die wir in jungen Jahren gemacht haben, und in der Art der emotionalen Wunde, die wir erlitten haben.

Emotionale Wunden entstehen zu einem bestimmten Zeitpunkt in der Kindheit und führen dazu, dass wir einen Abwehrmechanismus entwickeln, der uns dazu bringt, Masken zu tragen.

Es sind genau die Masken, die uns zu automatischen Handlungen verleiten, um uns vor wiederkehrenden Wunden zu schützen. Das Verhalten, das wir wegen der Masken an den

Tag legen, hat jedoch den gegenteiligen Effekt: Wir stellen fest, dass wir die Erfahrung, die wir vermeiden wollten, trotzdem noch einmal machen.

Wer zum Beispiel an der Wunde der Zurückweisung gelitten hat, trägt die Maske des "Flüchtigen". Sie laufen vor allen Beziehungen davon, um das Risiko einer Zurückweisung zu vermeiden, aber in Wirklichkeit ist es ihre ausweichende Haltung, die andere dazu bringt, sie zurückzuweisen.

Diejenigen, die unter der Wunde des Verlassenseins gelitten haben, tragen dagegen die Maske des "Abhängigen" und neigen dazu, sich krankhaft an andere zu binden. Ihr ständiges Bedürfnis nach Liebe führt dazu, dass andere sich unterdrückt und erdrückt fühlen, und treibt sie unweigerlich weg.

Diejenigen, die unter der Wunde des Verrats gelitten haben, tragen die Maske des "Kontrolleurs".

Sie ersticken ihren Partner mit Eifersucht und Besitzgier, was oft dazu führt, dass sie Zuflucht in den Armen von jemandem suchen, der ein wenig nachgiebiger ist.

Diejenigen, die die Wunde der Ungerechtigkeit auf besonders schmerzhafte Weise erfahren haben, tragen die Maske des "Starrsinns" und suchen ständig nach Perfektion bei sich selbst und bei anderen. Diese Haltung entfremdet jedoch die Menschen, die ihnen nahe stehen, und lässt sie Momente tiefer Einsamkeit und Enttäuschung erleben.

Schließlich tragen diejenigen, die unter der Demütigung gelitten haben, die Maske des "Masochisten". Er wird immer bereit sein, alles zu tun, um von anderen akzeptiert zu werden, aber seine übermäßig nachgiebige Art wird dazu führen, dass er Momente der Traurigkeit, Demütigung und Respektlosigkeit erlebt.

Die Wunde der Demütigung ist eine der Hauptursachen für Übergewicht. Sie zwingt den/die Betroffene/n dazu, die Wünsche und Bedürfnisse anderer an erste Stelle zu setzen, sich selbst zu opfern und Ungerechtigkeit und Missbrauch zu akzeptieren.

Die Hypnose ermöglicht es, die Wunde der Demütigung aufzulösen und alle automatischen selbstsabotierenden Verhaltensmuster schnell zu beseitigen. Alle, die die Vorteile der Hypnose erfahren haben, haben sofortige Ergebnisse erzielt: in Bezug auf Selbstwertgefühl, Gewichtsabnahme und Glück.